十万个为什么 （老年版）

安全用药

上海市学习型社会建设与终身教育促进委员会办公室　指导
上海科普教育促进中心　组编
李中东　编著

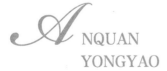

ANQUAN
YONGYAO

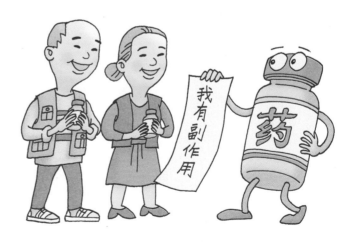

复旦大學出版社
上海科学技术出版社
上海科学普及出版社

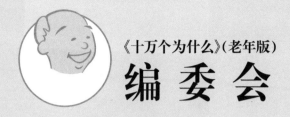

总序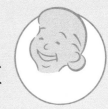

　　党的十八大提出了"积极发展继续教育，完善终身教育体系，建设学习型社会"的目标要求，在我国实施科技强国战略、上海建设智慧城市和具有全球影响力科创中心的大背景下，科普教育作为终身教育体系的一个重要组成部分，已经成为上海建设学习型城市的迫切需要，也成为更多市民了解科学、掌握科学、运用科学、提升生活质量和生命质量的有效途径。

　　随着上海人口老龄化态势的加速，如何进一步提高老年市民的科学文化素养，通过学习科普知识提升老年朋友的生活质量，把科普教育作为提高城市文明程度、促进人的终身发展的方式已成为广大老年教育工作者和科普教育工作者共同关注的课题。为此，上海市学习型社会建设与终身教育促进委员会办公室组织开展了老年科普教育等系列活动，而由上海科普教育促进中心组织编写的"十万个为什么"（老年版）系列丛书正是在这样的时代背景下应运而生的一套老年科普教育读本。

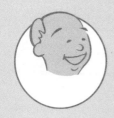

　　"十万个为什么"（老年版）系列丛书，是一套适合普通市民，尤其是老年朋友阅读的科普书籍，着眼于提高老年朋友的科学素养与健康生活意识和水平。第二套丛书共 5 册，涵盖了延缓衰老、安全用药、旅游攻略、阳光心理、理财顾问等方面，内容包括与老年朋友日常生活息息相关的科学常识和技术知识。

　　这套丛书提供的科普知识通俗易懂、可操作性强，能让老年朋友在最短的时间内学会并付诸应用，希望借此可以帮助老年朋友从容跟上时代步伐，分享现代科普成果，了解社会科技生活，促进身心健康，享受生活过程，更自主、更独立地成为信息化社会时尚能干的科技达人。

前　言

　　药品是一种特殊商品,往往具有两重性(或两面性),即药品在有效治疗疾病的同时,稍有偏差或不慎不当,就可能出现药物不良反应,甚至引起药源性疾病,危害健康乃至危及生命。在临床实践中,医师和药师都在努力帮助、协助患者选择使用合适有利的药物,尽量避免不当的有害因素。

　　用药是不少老年人日常生活必不可少的内容,也是确保健康幸福生活的重要手段。理想中的药物治疗,应是在尽量确保安全性的前提下,能经常有效、经济节省、最大限度地合理用药。希望老年朋友能不断学习医药科普知识,与医师、药师、护士及家人一起努力,安全用药,理性治疗。

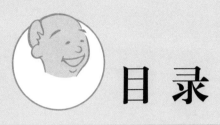

目 录

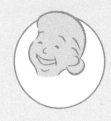

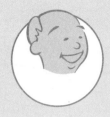

一、药物篇

1.

为什么说「是药三分毒」？

吴先生今年 56 岁,是一家软件公司的工程师。他连日加班十几天后,腰痛得直不起来,就随意吃了些止痛药。过了两天,他发现小便的量比平时少了很多,还有大量泡沫,急忙到医院就医。医生检查后发现,吴先生患有急性肾炎。

> 吴先生怎么会患急性肾炎呢? 原来止痛药中的解热镇痛成分会引起肾损害,过量或长期使用,都可引起急性肾炎或肾小球坏死等肾病综合征,严重的还会导致肾衰竭。

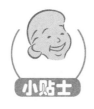

小贴士

> "是药三分毒",药物的主要功效与它的不良反应往往相伴而生。

过去认为一般的解热镇痛药属非麻醉镇痛药,没有成瘾性,近年来发现一些常见解热镇痛药,如对乙酰氨基酚(扑热息痛)、吲哚美辛(消炎痛)、布洛芬等,当连续用药时间过长(数月至数年)后,部分患者可能会对药物产生依赖性和耐受性。具体表现为一定时间内不重复给予足量药物时,患者会有情绪不安、焦虑、注意力涣散、全身疼痛、怕冷甚至寒战等不适,服用足量药物后,症状会明显缓解,再次停药后以上症状又重复出现。特别是有些老年人常吃的去痛片,容易成瘾,不仅损伤肾脏,还会对肝脏不利。

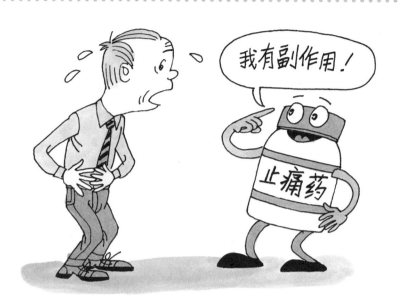

凡是药物都有它的适应证和用药疗程,不遵医嘱,不对症服用或长时间服用,都会对身体有害。药物既有改善身体功能或疾病过程、利于患者康复的一面,也有可能引起意想不到的不良反应、对人体产生损害的另一面。那么,中老年朋友应该怎样正确用药? 专家给出以下解答:

(1) 充分了解药物的利弊:是药三分毒,药物既能治病,也能致病。

(2) 摈弃中药无害论:有人认为只有西药有不良反应,中药应该没有不良反应。其实,中药并不能让人百分之百放心,也会造成严重后果,服用中药也要小心不良反应。

2. 为什么要学会分辨药品生产批号和有效期？

一天，张先生因为炎症去医院输液。输注的药物是头孢曲松钠，药物的批号是 20100230。张先生认为这是假药，理由为药品的生产批号就是药品的生产日期，2 月份没有 30 号，所以他认为医院给用的是假药。这到底对不对呢？

原卫生部 1992 年颁布的《药品生产质量管理规范》(GMP) 第七十六条规定，批号是用于识别"批"的一组数字或数字加字母。

批号的编制有一定的专业性，药品使用者并不一定能从中得到生产过程的有关信息。如果药品生产批号既要反映药品生产过程中影响药品质量的关键工艺或设备，又要表示生产时间，批号往往变得很长，批号标识也会增加难度和成本。因此，把药品生产批号与生产日期和有效期硬性联系起来，具有不合理性。

(1) 产品批号是用于识别某一批产品的一组数字或数字加字母。但要特别注意，这组数字可能与该产品的生产日期有关，也可能没有直接联系，也就是说，同一产品批号的药品可能是在不同的时间生产出来的。例如，某产品批号标示为"20120215""20131245""201506AD"等，单从批号上无法确定药品的生产日期。

(2) 生产日期是指某种药品完成所有生产工序的最后日期。例如，某产品的生产日期是"20130201"，说明这批产品是 2013 年 2 月 1 日完成生产。

(3) 有效期是指药品在规定的储存条件下，保证质量的最长使用期限，超过这个期限，则不能继续销售、使用，否则按劣药查处。药品有效期的计算是从生产日期开始的。例如，某种药品的

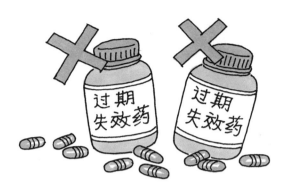

生产日期是"20140213",有效期是 3 年,那么有效期的合法标示就是"20170212"或"2017 年 1 月"。

在了解了产品批号、生产日期、有效期的标示方法及具体含义后,广大患者在用药时就可避免服用过期失效的药品,从而保证用药的安全有效。

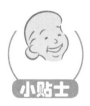

小贴士

在生活中要正确了解药品的生产批号、生产日期和有效期,既不要把没有过期的药品当成过期的药品扔掉,造成浪费;也不能错误服用过期失效的药品,导致身体不必要的伤害。如果遇到生产批号、生产日期或有效期已经模糊不清的药物,自己又无法分辨药品是否过期,切记不可因为怕浪费而勉强服用。

1937年，美国田纳西州某药厂生产了一种消炎类新药"磺胺酏剂"。药品在售出当年，出现有358人中毒、107人死亡的悲剧。经检验，这种药对人的肾脏有严重损害。美国政府和有关部门开始高度重视药品使用的安全性和有效性，并首先通过立法确定了处方药和非处方药的使用标准。

处方药是指经过医生处方(指有处方权的医生所开具的处方)，才能从药房或药店获取，并要在医生监控或指导下使用的药物。这种药通常具有一定的不良反应及其他潜在影响，用药方法和时间都有特殊要求，必须在医生指导下使用。

非处方药(标有"OTC"标识)是指患者自己根据药品说明书自选、自购、自用的药物。这类药物用法较简单，不良反应较少或较轻，而且也容易察觉，不会引起耐药性和成瘾性，与其他药物的相互作用也少，在临床上使用多年，疗效肯定。非处方药主要用于病情较轻、稳定、诊断明确的疾病。从用药安全性考虑，非处方药经临床验证，相对安全，患者可根据自身症状自行进行判断，严格按照说明书用药。根据安全性的不同，非处方药又划分为甲类非处方药(标有红色"OTC"标识)与乙类非处方药(标有绿色"OTC"标识)。甲类非处方药需在药店执业药师指导下购买和使用，乙类非处方药可按药房规定按需购买。

需要强调的是，处方药和非处方药并不是药品的本质属性，而是在管理上进行界定。处方药和非处方药都经过国家药品监督管理部门批准，其安全性和有效性都是有保障的。

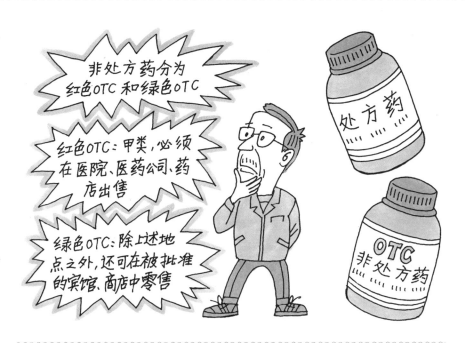

非处方药分为红色OTC和绿色OTC

红色OTC：甲类，必须在医院、医药公司、药店出售

绿色OTC：除上述地点之外，还可在被批准的宾馆、商店中零售

处方药

OTC 非处方药

一、药物篇

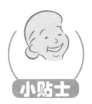

小贴士

　　在生活中，非处方药虽然可以自行到药店购买，但是非处方不代表"随意方"。使用非处方药时也应该明确用药目的，合理选用药物，要避免重复用药，注意药物之间的相互影响，不要过量服用。特别要注意小孩、老年人、孕妇、哺乳期妇女等特殊人群，千万不要盲目选药。

王大爷75岁了,是一位退休老干部。他患有沙眼,多年来一直自己购买眼药水滴眼睛,先后用过氯霉素滴眼液、四环素眼膏、利福平滴眼液、金霉素眼膏和红霉素眼膏等几种眼药。平日他基本是眼药不离身,想起来就点上几滴,想不起来就不点。他的眼病并未见明显好转,最近反而变得严重,不得不前来就医。

日常生活中像王大爷这样滥用抗生素药物的事例举不胜举。

抗生素是指对细菌、病毒、支原体等各种微生物具有杀伤或抑制作用一类药物的总称,是治疗感染性疾病强有力的武器。然而抗生素广泛使用以后可以产生很多不良反应,其数量和严重程度都排在各类药品之首。滥用抗生素不仅指没有合理选择抗生素,凡是超时、超量、不对症或未按严格规范使用抗生素,都属于滥用。滥用抗生素会带来许多严重的后果。

(1) 药品本身有很多不良反应。不少抗生素都会引起过敏反应,严重的还会引起过敏性休克,这一般都是特异质反应。虽然有些抗生素在使用之前都会做皮肤过敏试验,显示阴性的才会使用,但有时还是会不可避免地发生过敏反应。青霉素、链霉素都可能引发过敏反应,青霉素引发的过敏反应最常见,也更为严重。

(2) 滥用抗生素会使细菌产生耐药性。这也是为什么一开始使用某种抗生素时感觉非常管用,越到后来越感觉没有效果。例如,结核病是结核分枝杆菌引起的传染病,很多年前结核分枝杆菌对抗生素很敏感,结核病控制得非常好,但是现在耐药的结核菌变多,治疗起来非常棘手。

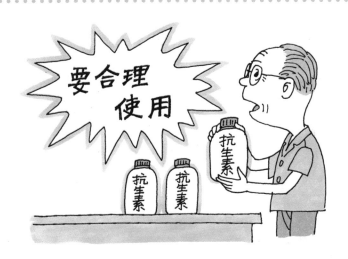

（3）引起体内菌群失调。在人体的开放部位(如皮肤上、肠道中、鼻咽部等)，存在许多不同种类的细菌。在正常情况下，菌群相互制约处于平衡状态，人体适应这种状态，不会发生疾病。当长期使用某种抗生素后，其中某类细菌被杀死，另外失衡的细菌在没有制约的情况下大量繁殖生长，引起二重感染。

小知识

日常生活中合理使用抗生素要遵从 4 项原则：①不要随意购买抗生素；②看病不要主动要求医生开具抗生素处方，要遵从医嘱；③不要任意服用家中药箱存放了一些时间的抗生素；④一旦医嘱需用抗生素治疗，就要按时按量使用，不要随便停药，以维持药物在体内有足够的浓度和时间，以防残余细菌作怪而使病情反弹。

5. 为什么用药宜遵循个体化原则？

4个月前，66岁的老王首次出现癫痫发作，服用正常成人剂量（0.3克/天）的苯妥英钠。服药3个多月后，老王出现精神恍惚、寡言少语、问之不答的症状，去医院检查发现，老王体内苯妥英钠的浓度严重超过其有效的浓度窗范围（10～20微克/毫升）。医生告诉他，苯妥英钠是临床上常用的抗癫痫药物，但不同的人用药剂量差异很大，需要医生遵循个体化原则，为每个使用此药的病人制订个体化的治疗方案。

个体化用药就是指药物治疗要"因人而异""量体裁衣"，在充分考虑每个患者的遗传因素（即药物代谢基因类型）、性别、年龄、体重、生理病理特征，以及正在服用的其他药物等综合情况基础上，制订安全、有效、经济、合理的药物治疗方案。也就是说，同样一种病，由于每个人的机体免疫力及承受能力等都不同，对药物的耐受性也不同，这就要求患者在进行治疗时不要盲目治疗，一定要在专业医生指导下进行合理、对症的治疗。

与年轻人相比，老年人器官功能减退，尤其是心、肝、肾等重要器官功能明显减弱。以肾脏为例，老年人肾血流量仅为成年人的40%～50%，药物从肾脏排泄的速率减慢，血药浓度增高，药物半衰期延长，这些均使老年人容易出现药物不良反应。

专家指出，根据老年人的生理状况，60～80岁老人的用药剂量一般约为成年人的75%～80%，80岁以上老人的用药剂量约为成年人的50%。因此，要实现老年人的个体化用药，可参考下面的"3S"原则。

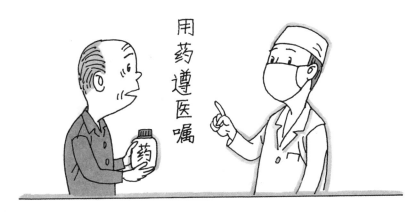

　　(1) 用药简化原则(simple)。老年人用药应少而精,尽量减少用药种类,合用药物最好不超过 5 种。可适当使用长效制剂以减少用药次数,也可选择具有两种疗效的药物。

　　(2) 支持关爱原则(support)。对主要疾病积极治疗,对次要疾病则通过精神、饮食或运动疗法等促进患者自身调节功能。同时,鼓励亲友关心老年人的精神状态,这些都能极大程度地提高老年人疾病治疗的综合疗效。

　　(3) 定时随访原则(survey)。坚持定期到医院复查,观察疗效和不良反应,及时调整用药方案,这是真正做到个体化用药的最后保障。

小贴士

　　老年人用药不能随意滥用,更不能私自同时服用多种药物。一定要遵照医嘱,最好不要长时间服用某种药物。如果患者同时患有多种疾病,需要同服多种药物,一定要严格遵照医嘱,做到个体化用药,努力使药物治疗更安全有效。

6. 为什么要遵照医嘱按时服药？

55岁的王先生患有高血压多年，高压偶尔能高到200毫米汞柱。但是他把"按时吃药，适当运动"的医嘱抛在脑后，因为王先生总觉得自己身体强壮，血压高点无所谓。由于长期血压控制不住，王先生突发脑出血，及时送医院抢救才幸免一难。

按时服药是保证药效的前提。药物对人体的作用或功效依赖药物在体内的浓度，因而要想保证药物持续发挥治疗作用，就必须按时服药以补充体内药物损耗，使其浓度一直保持在有效药物浓度以上。

很多人看病很积极，但往往擅自停用、增减药物，把比看病更重要的医嘱当成耳旁风。如果不能按时服药或服药时间间隔不合适，就会造成药物在人体的浓度忽高忽低，表现在药物作用上就可能会出现中毒反应或者达不到应有的治疗效果。

医学专家提示，不同的药物有不同的服药时间。这是因为每种药物在服用后通过吸收，在体内以一定的浓度停留若干时间，然后排出体外。由于药物在体内停留、发挥治疗作用和排出体外的时间并不相同，因此，不同的药物有不同的服药时间间隔，要严格遵照医嘱，按时服药。

一般的药物都是每天服用3次或2次，当药效已经下降或药物已经排出体外，就需要第二次服药，以继续保持体内药物浓度。

同一类药物,在体内维持的时间也不同。对于短效磺胺类药物,在体内维持时间约为 4 小时,需每隔 4 小时服用一次;对于长效磺胺类药物,一般每隔 24 小时服用一次;对于周效磺胺类药物,一般每隔 3～5 天服药一次。

小知识

药品说明书中常常会有不同的服药方式介绍,具体如下:

(1)饭前服。治疗溃疡病药、健胃药、肠道消炎药等,一般在饭前半小时服用,可以避免被食物稀释。此类药物可在胃壁内形成保护膜,使食物不能刺激溃疡处而起到保护作用。

(2)饭后服。多数药物在饭后半小时左右服用,由于食物的"屏障",可减弱药物对胃黏膜的直接刺激,减轻胃肠道不适。

(3)睡前服。镇静催眠药、抗焦虑药或缓泻药,一般在睡前半小时服用。

(4)定时服。对于有一定药物作用周期的抗菌药或抑菌药,需要根据药物的不同周期连续、分次给药,大多隔 6～8 小时服用 1 次。

(5)必要时服。解热镇痛类药物(如阿司匹林、安痛定等),大多只在头痛、肌肉疼、发热等情况下服用;解痉药(如阿托品)多在胃肠痉挛疼痛时服用,但要避免长期服用。

一、药物篇

7. 为什么要学会辨识药品不良反应？

张女士 66 岁，因患三叉神经痛到医院诊治。医生为其开出卡马西平片。她服药 7 天后身体出现皮疹。在阅读药品使用说明书后，张女士没有发现"不良反应"项中关于皮疹的内容，便继续服用。至第 10 天，张女士的皮疹反应加重，症状恶化，再次前往医院治疗。

上面的案例讲述患者未正确识别药品不良反应，最后造成严重后果。在生活中，要正确识别服药后的药物不良反应。

药品不良反应可以分为过敏反应、毒性反应等。要正确判断这些反应与所用药物之间的关系并非易事。实际上，只要发生与治疗前疾病本身表现不同的、异常的不适，一般即可怀疑是药品不良反应。例如，如果服用感冒药后，出现恶心、呕吐、腹痛、腹泻等症状，在排除食源性因素的情况下，就要考虑是否出现了不良反应。此外，患者可以仔细阅读药品说明书，看看其中是否有与自己情况相符的表述。当患者自己难以判断时，建议及时向医生或药师咨询。

当明确发生药品不良反应后，患者应该如何应对呢？

（1）若出现严重的不良反应，如尿量明显减少、黄疸、乏力等，可能是药物引起肝肾功能损害、血细胞计数减少等，患者应立即停药，并及时就医。

（2）若对药物产生过敏反应，或由于遗传因素造成特异质反应，如过敏性休克、过敏性药疹、磺胺药引起的溶血性黄疸等，一经发现应立即停药。

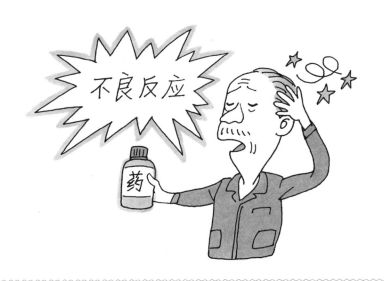

(3) 若不良反应的产生与用药剂量有关,而且反应症状较重,难以耐受,则需减量或改用其他药物。

(4) 若患者出现症状轻微的不良反应,按病情也不允许停药,则可继续用药,同时作对症处理。

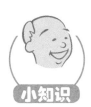

小知识

出现药品不良反应,患者也应采取一定的防范措施。若自行到药店购买非处方药,应针对具体症状,选择有效药物,避免盲目用药或用药不当。服药前仔细阅读药品说明书,提前了解药物的不良反应。用药期间,不可随意增加药物剂量。用药后,若出现可疑的不良反应,或者出现与用药目的无关的其他反应,尽量不要自行判断出现的不适症状,应及时咨询医生,以避免出现更严重的不良反应。

8. 为什么要尽量少输液？

当前,不少卫生所或医院中"凡病皆吊瓶"的现象非常普遍。一般的牙痛、伤风感冒等小病,也要挂上"吊瓶"。专家调查发现,95％以上的人并不了解滥用输液及不安全注射的危害。据世界卫生组织统计,70％以上的输液并非必要。滥用输液已给人类带来严重危害,我国更是重灾区。

国内外医学专家均呼吁,医生和患者在选择用药时,要严格遵循"可口服不注射,可肌内注射不静脉注射"的原则。

任何质量好的注射剂都达不到理想的"零微粒"标准。若经常输液,注射剂微粒会在体内蓄积,体内会长"肉芽肿"。长期输液对血管也是一种刺激,会造成静脉发炎,出现红肿疼痛,甚至局部体温升高。

静脉输液时由于药物直接进入血液,虽然能迅速吸收,起效较快,但也容易将一些病毒、细菌带入体内。血管就像一道天然屏障,能够将有害物质阻挡在外面。如果用尖锐的东西突破这道屏障,迫使机体承担起强加的吸收、代谢工作,就很容易出问题,而且会直接损害肝、肾等器官,引起不良反应。

在静脉输液过程中,还潜藏着很多危险因素。在临床准备及添加药物等操作步骤中,环境污染和人员操作不当,都可能造成灰尘、细菌、唾液等微粒有机会进入药液。抛开药品质量不说,输液器的安全也不容忽视,有些输液器的生产过程达不到国家标准,容易引起交叉感染。

合理用药原则

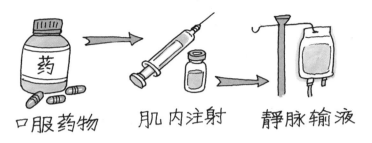

口服药物　　肌内注射　　静脉输液

因此,输液是所有给药途径中引起不良反应最多、最严重的一种。近年来,媒体频繁曝光一些患者在使用静脉注射后突然死亡的事件,这大部分因为过敏性休克引起的。药物不良反应的发生最终是由药物本身的原因造成的,但是输液会更加剧这些不良反应的发生。

在绝大多数情况下,静脉输液和口服药物的最终效果基本一致。口服的药物经过体内的吸收,一般会减少不良反应的发生;肌内注射因注射的药物剂量很少,发生不良反应的概率也比较小。因此,如果患者胃肠功能正常,不可滥用静脉输液。

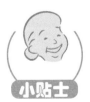

小贴士

老年患者在平时用药时要严格遵守合理用药原则——能口服的不肌内注射,能肌内注射的绝不静脉注射。生病后是否选择输液因人、因病、因药而异,要严格听从医师的用药决定,不要单方面向医师提出输液治疗的要求。

9. 为什么长期用药必须定期随访肝肾功能变化？

老谭几年前开始脱发，试过不少增发的方法，一直不见效。一天他在一家药店抱着试试看的心态向营业员询问生发药的效果。营业员强调生发药效果极好，连60多岁的人在吃过2周之后都能长出头发。老谭生发心切，买了400多元的生发药。连续用药20多天后，没想到头发没长出来，他还感觉身体有些异样，吃饭没胃口，肚子总是很胀，小便越来越黄。他到医院检查，被确诊为严重的药物性肝损害，必须立即接受治疗。

肝脏是人体重要的代谢器官。如果长期服用某种药物，容易加重肝脏的负担，导致肝功能受损。肾脏主要起到排毒作用，一些食物和药物被消化吸收后通过肾脏过滤排出体外。如果长期服用药物，会导致药物代谢出的毒素在体内积累，肾脏长期超负荷排毒，势必会让肾脏受损。

患者如果需要长期服用某种药物，特别是主要经过肝脏和肾脏代谢排泄的药物，一应要定期随访肝肾功能的变化。平时要注意饮食调理，避免服用对肝脏、肾脏有损的药物和食物。对于患有慢性病、需要长期服用药物的人，也要养成定期复查肝肾功能的习惯，以便及时发现肝肾功能是否受损。

本身肝肾功能比较差的老年人，在服药之前一定要仔细阅读药品说明书。如果药物对肝脏或肾脏有损害，药品说明书中会有相关说明，标注"肝肾功能不全者慎用"等字样。如果有可以替换的药物，应该换用更安全的药物。

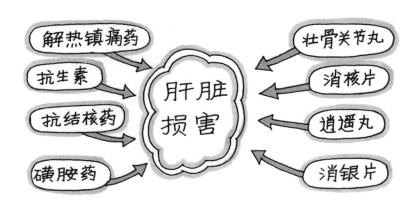

小知识

　　对肝脏损害比较大的部分药物包括：解热镇痛药等非甾体类抗炎药、抗生素、抗结核药、磺胺药、抗真菌药、抗癫痫药、抗精神疾病药物、抗肿瘤药等。此外，一些中草药（如雷公藤、何首乌等）及中成药（如壮骨关节丸、消核片、逍遥丸、消银片等），如不遵医嘱服用均可引发肝损害。

　　对肾脏有危害的部分药物包括：两性霉素B、新霉素、头孢噻啶、氨基苷类抗生素（如庆大霉素、卡那霉素、丁胺卡那霉素、链霉素等）、多黏菌素、万古霉素、四环霉素、磺胺类药等；阿司匹林、非那西丁、布洛芬、保泰松、吲哚美辛等非类固醇解热镇痛药；含碘造影剂；顺铂、甲氨蝶呤、呋塞米、青霉胺、卡托普利、避孕药、环孢素、肾上腺素等；部分中草药，如马钱子、乌头类、木通、防己、厚朴、细辛、雷公藤、益母草、大黄、苍耳子、苦楝皮、天花粉等。

10. 为什么说止痛药是把双刃剑？

流行音乐天王迈克尔·杰克逊于 2009 年 6 月 26 日凌晨在美国洛杉矶病逝。他的家庭律师表示,杰克逊因为背痛及脚骨折等旧患,多年来不断服用止痛药,存在服用止痛药上瘾的问题。

迈克尔·杰克逊可能因滥用止痛药去世。它提醒人们:用之得当,止痛药能减轻病情、祛除痛苦;用之不当甚或滥用,止痛药能掩盖病情、延误治疗、贻害无穷。止痛药是一把利害兼备的双刃剑。

止痛药的种类很多,主要分为 3 类。

(1) 非类固醇解热镇痛药,有阿司匹林、对乙酰氨基酚(扑热息痛)、布洛芬、吲哚美辛(消炎痛)等。特点是止痛作用较弱,无成瘾性,使用广泛,疗效确切,用于常见的头痛、发热、牙痛、颈肩腰腿痛等。

(2) 中枢性止痛药,有曲马多等,是人工合成的非麻醉性止痛药,属于精神类药品。曲马多止痛作用比解热镇痛药强,主要用于中等程度的各种急性疼痛及手术后疼痛等。

(3) 麻醉性止痛药,有吗啡、哌替啶(杜冷丁)、芬太尼、布桂嗪(强痛定)等。其止痛作用比前两类更强,但久用会成瘾。这类药物仅限用于晚期癌症患者的止痛。

除此之外,还有一些复方止痛中药,以及用于腹部止痛的山莨菪碱(654－2)等。

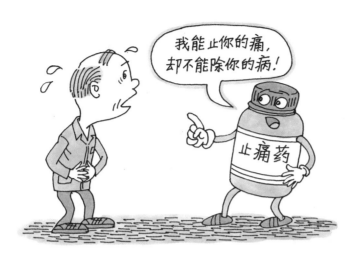

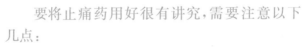

小知识

　　要将止痛药用好很有讲究，需要注意以下几点：

　　（1）出现疼痛时，应先明确病因后再用药，以免用药后掩盖病情、延误诊断和治疗。

　　（2）注意用药区别，关注药物不良反应。

　　（3）治疗中要按医嘱足量用药。只要正确选药、剂量合理、时间准确，大部分患者的疼痛可及时缓解。换药、改变给药剂量前请咨询医生，不要擅作主张。

　　（4）服药之后勿饮酒，以免酒精干扰药物代谢，增加对肝肾的毒性。

　　（5）需长期服用时，应定期检查肝肾功能，防患于未然。

二、疾病篇

70岁的郭大妈体检查出有幽门螺杆菌感染引起的胃溃疡。医生开好口服药并嘱咐：奥美拉唑20毫克，每日2次；阿莫西林1000毫克，每日2次；克拉霉素500毫克，每日1次。连续用药14天。疗程结束后复查胃镜，医生发现郭大妈的胃溃疡面积没有明显缩小。问询后才知道郭大妈没有遵照医嘱完成"三联疗法"的疗程，开始几天郭大妈还能坚持用药，之后她就嫌服用的药物多，改为只吃阿莫西林。

胃肠疾病多数是由幽门螺杆菌感染所引发的病症。幽门螺杆菌是生活在胃最表面的黏液层与其下面的黏膜细胞层之间的一种细菌，它能产生毒素及一些生物因子，引起黏膜炎症。幽门螺杆菌的感染和定植可刺激胃酸分泌。有幽门螺杆菌感染的十二指肠溃疡患者，胃酸分泌一般都会增高。胃酸增高会损伤胃黏膜，影响黏液细胞的分泌功能，使黏液减少，黏膜层变薄或消失，防御功能受损。

在成人由幽门螺杆菌引起的消化道疾病中，三联疗法(OAC)是国内最先进的治疗胃肠病方法。大量临床试验证实，奥美拉唑、阿莫西林和克拉霉素组成的三联疗法可有效根除幽门螺杆菌，完全消除临床症状。

四联疗法是在三联疗法的基础上，添加了一个铋剂，如枸橼酸铋钾。

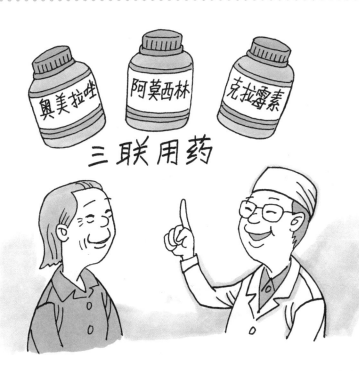

三联用药

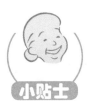

小贴士

　　三联疗法的不良反应较大。抗幽门螺杆菌疗法目前并不主张广泛采用，主要用于有活动性胃炎或难治性溃疡、经 H_2 受体阻滞剂长期治疗无效且反复发作者，并且应在医生的指导下使用。

12. 为什么咳嗽不必马上服用镇咳药？

陈女士 79 岁，近日咳得厉害，一听到她的咳嗽声，家里人就非常担忧，害怕这一咳就是三四个礼拜，于是急忙给她吃镇咳药，希望在咳嗽初起时就将其"镇"住。但是陈女士的咳嗽不见好转，反而久久不愈，病情加重。医生诊断，陈女士得了肺炎，需要住院治疗。

咳嗽本身不是一种疾病，而是当呼吸道受到刺激时人体的一种自我防御，起到帮助清除呼吸道内各种"障碍物"（特别是痰）的作用。很多人认为咳嗽不需要及早用药，扛一扛就过去了，既不看病，也不服药，最后导致久咳不愈，发展成慢性咳嗽甚至更严重的疾病。慢性咳嗽是指咳嗽时间超过 2 个月的咳嗽。治疗时医生会询问病史，拍摄 X 线胸片看有无异常显示。一般的慢性咳嗽要针对病因用药。

专家建议，在有痰咳嗽时，可及时使用祛痰药溶解排痰，以减少呼吸道所受刺激，防止继发细菌感染，及时遏制病情发展，加快疾病痊愈。有痰咳嗽的患者在盲目服用快速止咳的镇咳药之后，可能会暂时获得咳嗽的缓解，但是这样会使细菌最佳的"肥料"——痰液持续停留在呼吸道内，容易引发二次感染，导致肺炎等更严重的呼吸道感染性疾病，就像案例中的陈女士一样。

因此，如果出现咳嗽，一定不要立即使用镇咳药，而应该弄清病因，针对病因选择合适的药物。民间的"盐蒸橙子"及认可度较高的"冰糖雪梨"等止咳偏方，有一定的保健作用，但治疗咳嗽的针对性并不强，只能作为辅助治疗。

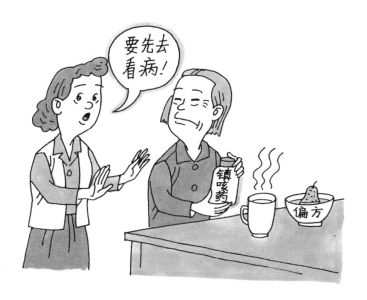

小贴士

　　目前流行的止咳"偏方"有可能会加重病情。例如,吃生姜片止咳,可能会对喉咙产生刺激,导致咳嗽更加严重。

　　在空气污染严重、雾霾天及咳嗽的高发季节,应经常保持家中空气清洁和适度湿润,常备口罩和纸巾,同时适当锻炼身体,增强自身抵抗力。在出现咳嗽症状后,患者应及早服用针对性的药物,还要多喝水加速身体新陈代谢,有利于毒素的排出。而当自行治疗病情仍未好转时,应当及时前往医院寻求专业治疗。

13.为什么高血压患者应合理选用降压药物？

刘大妈今年 65 岁，两年前患有高血压。社区医院的医生给她开了复方利血平片，挺便宜，效果还好，吃了两天血压就降下来了。有次药房搞特价，刘大妈一下子买回来十几瓶，连吃了两年。吃药一年半后，刘大妈血压也正常，但总是心烦意乱，干什么事儿都没兴致，有时晚上还失眠。又过了小半年，刘大妈情绪不见改善，胳膊和腿部都觉得僵硬，自己穿脱衣服都不灵便，手也抖得厉害，不能穿针引线，吃个饭筷子都会掉 3 回。

上述案例中的刘大妈由于没有合理地选用降压药物，长期服用复方利血平片，导致患上帕金森综合征这一严重的药源性疾病。

随着社会经济快速发展、生活方式改变，以及人口的老龄化，人群疾病谱也在发生变化，以高发病率、高病死率和高致残率为主要特点的慢性非传染性疾病不断上升，且上升速度逐年加快。高血压病及其伴随的心脑血管疾病已经成为危害人们身体健康最严重的疾病之一。由于知晓率低、服药率低、降压药多种多样，高血压患者应该就医诊治，具体选择能够适合并控制自己病情的降压药物。

即使某种降压药物的效果非常明显，也不可以掉以轻心地一直使用，而是需要在医生的指导下调换降压药。医生除了会指导患者安全用药之外，还会告诉患者用药之后要在定期随访检查中重点检测哪些代谢指标。一旦指标出现异常，就要及时调整用药。

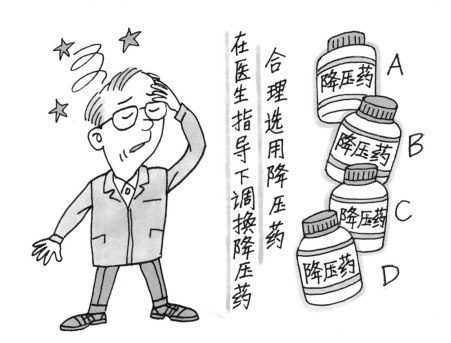

在医生指导下调换降压药

合理选用降压药

降压药 A
降压药 B
降压药 C
降压药 D

二、疾病篇

小贴士

老年高血压患者服药后不要站立太久，因长时间站立会使腿部血管扩张，血液淤积于下肢，脑部血流量减少，导致晕厥。用药期间，高血压患者起床不宜太快，动作不宜过猛，防止头晕加重。外出活动应有人陪伴，以防晕倒而引起外伤。

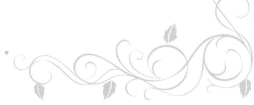

14·为什么高血压患者要慎用滴鼻净？

69 岁的王先生患高血压已经 10 余年。他平常一直规律地服用降压药物，血压控制得很好。最近一段时间早上起床时，王先生经常头痛头晕，到医院一量血压，居然达到 170/100 毫米汞柱，其他各项检查结果却很正常。心血管内科医生仔细询问后得知，入春以来王先生得了鼻炎，就自己到药店买了萘甲唑林（滴鼻净）使用。正是这小小一瓶滴鼻净，导致王先生的血压波动异常。

滴鼻净又叫鼻眼净，为肾上腺素类药物。主要成分是萘甲唑林，这是一种血管收缩剂。作为治疗鼻炎的药物，它可以收缩鼻黏膜的毛细血管，减少腺体分泌，减轻充血，进而改善鼻通气状况。主要用于过敏性及炎症性鼻出血、急慢性鼻炎，可以改善通气，排出分泌物，缓解鼻塞。

但是，滴鼻净在滴到鼻腔后，除了一部分被鼻黏膜吸收之外，还有一部分会流往咽部。药物在咽部吸收，可进入人体外周血管使血管收缩，增加血管阻力。

对于正常人来说，血管有一定的自身调节能力，血压波动不大。但是，对高血压患者来说，滴鼻净收缩血管引起的血压上升，却与降压药的扩血管降压作用相反，导致患者血压升高，甚至出现"高血压危象"，并可能引发心力衰竭或心肌梗死。

因此，高血压患者在治疗鼻塞时是否可用滴鼻净，应咨询医生意见。即使可短期使用，也应遵医嘱安全使用，严格控制使用量和使用次数，切不可长期、大量滥滴。

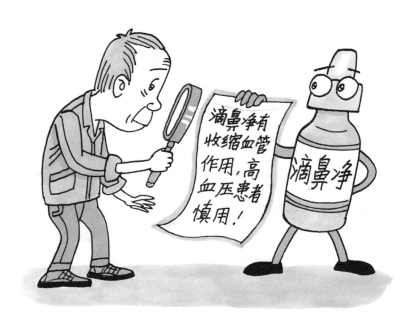

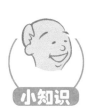

小知识

　　由于滴鼻净价格便宜，初用有效，不少鼻炎患者在滴用。但应注意阅读药品使用说明书正确使用滴鼻净：成人应在医生指导下使用，每日不超过 20 毫克，每只鼻孔每次 2～3 滴为妥，若需再滴用，宜间隔 3～4 小时。出现不良反应时应马上咨询医生，以防使用不当而酿成大错。

15.为什么高血压患者要忌用含钠盐的药物？

钟女士,68岁,患有高血压,同时有骨关节疼痛,她在服用降压药时,还服用双氯芬酸钠止痛。最近,她因喉咙发炎,又服用了抗生素头孢呋辛钠。服药后钟女士发现,她的血压控制有些不理想,于是前往药师处咨询。这位执业药师告诉钟阿姨,问题出在双氯芬酸钠、头孢呋辛钠身上。高血压患者应远离某些含钠盐的药物,更要避免同时服用2种以上含钠盐的药物,否则可能影响降压药物的治疗效果,甚至可引起药源性高血压。

英国研究人员曾经对"药源性钠可增加心脑血管疾病、高血压等的发生率"的说法产生怀疑,研究人员对1987年至2010年间年龄为18岁及18岁以上的成年患者进行跟踪性研究,平均随访时间7年,研究人数达120万例。结果发现,使用2种或2种以上含钠盐药物及含钠盐制剂的人群,更容易出现心脏病发作、脑卒中(中风)或血管性死亡事件,比使用非钠盐药物人群增加了16%。其中,含钠盐药物可使高血压风险升高7倍,整体病死率升高28%。

大家耳熟能详的含钠盐药物,主要有生理盐水(0.9%氯化钠溶液)、血浆制品,青霉素钠、头孢呋辛钠、头孢曲松钠等抗生素钠盐,以及双氯芬酸钠等。其他的含钠盐药物还有萘普生钠、碳酸氢钠、色甘酸钠、枸橼酸钠等。

高血压患者服用了含钠盐药物,长期应用可使机体摄钠量增加,引起机体钠潴留。而钠潴留可使细胞外液量增加,引起心输出量增高;钠潴留也可使小动脉壁的含水量增高,引起周围血管

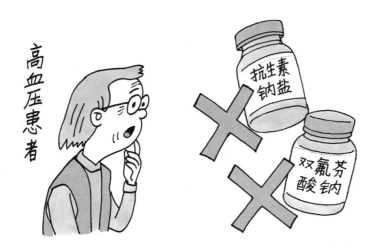

高血压患者

抗生素钠盐

双氟芬酸钠

阻力增高;由于细胞内外钠浓度比值的变化而引起小动脉张度增加,这些机制均可使患者血压升高。

众所周知,高血压患者生活中一定要严格限制食盐的摄入量。世界卫生组织积极推进公众限盐,已将以往推荐的日用盐量6克下调为5克。

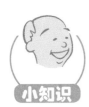

小知识

高盐饮食和含钠盐药物,可增加高血压风险。此外,还有不少药物也可增加高血压的发病风险。如泼尼松(强的松)、地塞米松等皮质激素类,部分减肥药,含麻黄碱的感冒药,环孢霉素、氨茶碱及β受体激动剂,一些中草药(如麻黄、甘草)等。

16. 为什么高血压患者应提高用药依从性？

叶某,69岁,患高血压有10余年,最高达220/120毫米汞柱,无明显症状,未规律用药,否认其他病史。患者由于经济状况不佳,断断续续使用一些中草药和尼群地平、硝苯地平等较便宜的药物,血压忽高忽低。不久前的一次查体,查出高血压左心室肥厚改变、左心室舒张功能减退,医生诊断为高血压Ⅲ级,属高危状态。

高血压患者如何用药大有学问。"宁可一顿不吃饭,也不能一次不吃药",说的就是高血压患者的用药依从性问题。

高血压的服药依从性问题是目前比较严重的医疗问题,很多因素可能会导致高血压患者服药依从性不高。例如,有些患者担心药物的不良反应,有些患者对服药的遗忘率非常高,有些患者考虑到服药的经济成本。老年人退休后容易凑在一起讨论自己所服的药物,听到其他病友用什么高血压药物降压效果好后就擅自改变自己所用的药物。殊不知,每个人的病情不同,对药物的敏感性不同,绝对不可以不经医生同意,擅自改变药物服用方案。

患者一经发现并确诊高血压,即应在医生指导下坚持用药,选择对自己最合适、最有效、最耐受的药物,使血压稳定在正常水平。医护人员应加大宣传力度,让患者及家属认识到不严格服药的危害,同时帮助患者培养良好的生活习惯。家属要有耐心和责任心,监督患者服药,最终使患者血压平稳,提高其生活质量,降低心脑血管疾病发生的概率。

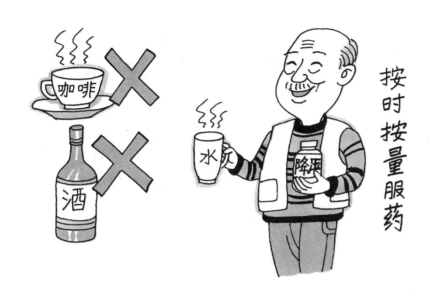

按时按量服药

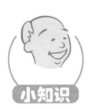

小知识

　　高血压患者除要遵照医嘱按时按量服药外，良好的睡眠质量是保证血压稳定的重要条件。因此，要作息规律，早睡早起，避免熬夜。尽量不饮咖啡和酒，少饮茶，低盐低脂饮食，每日钠盐的摄入量要控制在 5 克以内。不用热水泡脚、洗热水澡。也应注意防寒防冻，衣着保暖。行动要缓慢，注意调整情绪，保持心情舒畅。

17. 为什么糖尿病患者应合理选用降糖药？

李某,76岁,退休后身体一直不错。最近几个月,他的体重突然减轻了6 000克,子女们劝他去医院做体检。体检结果查出空腹血糖7.8毫摩尔/升(正常值4.1～6.1毫摩尔/升),除血糖稍高一点外,其他没有什么不正常。负责体检的医生认为老李得了糖尿病,出于好心给老李开了消渴丸,让其回去每次服6粒,一日服3次。老李得知自己得了糖尿病,非常重视,回家后严格控制饮食,按时服用消渴丸。第2天夜里,他大汗淋漓,四肢抽搐,口吐白沫,昏迷不醒。在救护车上,急救人员给他测血糖,仅有0.9毫摩尔/升。医生给老李输注了葡萄糖,且不再用任何降糖药。老李的血糖值逐渐恢复正常,但他从此再也没有醒过来。

上述案例属于不合理选用降糖药、对降糖药一知半解,造成不良后果。

临床上,糖尿病分为1型糖尿病和2型糖尿病。1型糖尿病发病年龄轻,需用胰岛素治疗。2型糖尿病常见于中老年人,肥胖者发病率高,常伴有高血压、血脂异常、动脉粥样硬化等疾病。

对于初诊为2型糖尿病的患者,不要盲目接受药物治疗。须知低血糖的危害要远远超过轻度高血糖。正确的治疗程序如下:刚诊断时不急于用药,先饮食控制和运动治疗2～4周,如血糖不降,再考虑选用那些单用时只降高血糖而不引起低血糖的药物,包括二甲双胍、阿卡波糖(拜唐平)、罗格列酮(文迪雅)等。要尽量避免那些会引起严重低血糖的药物,如格列本脲(优降糖)(消渴丸中就含有优降糖)。当必须要用药物时,也要从小剂量(优降糖

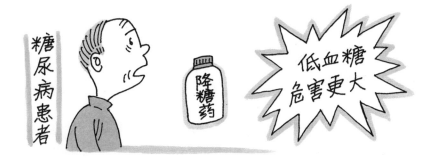

半片/日,消渴丸 3 粒/日)开始,并经常检测血糖,以防发生低血糖反应。

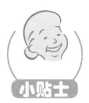

小贴士

　　对一开始诊断为 2 型糖尿病的初期糖尿病患者,一定要经正规医院专科医师诊断,由医生帮助其选择合理的药物。患者需遵照医嘱,按时按量服药,以防止出现低血糖,对身体造成更大的伤害。

　　糖尿病患者除了遵照医嘱合理地服用药物、监测血糖外,要注意增加运动或者体力活动,改善机体对胰岛素的敏感性,降低体重,减少身体脂肪量。同时,生活中也要注意饮食。饮食治疗是糖尿病的治疗基础,平时要注意食物的热量,尽量食用低热量、高蛋白的食物。

王先生，63 岁，2014 年的体检报告显示有高脂血症，于是服用非诺贝特胶囊治疗。王先生用药 3 个月后复查血脂，胆固醇水平略有下降，但不明显。看了心内科血脂专科后，王先生才弄明白原来非诺贝特主要是以降三酰甘油为主、降胆固醇为辅的调脂药，而他主要是高胆固醇血症，三酰甘油并不高。换用以降胆固醇为主的辛伐他汀后，降脂效果很好。

血脂主要是指血清中的胆固醇和三酰甘油。临床上，一般根据血清总胆固醇的含量、三酰甘油和高密度脂蛋白-胆固醇的测定结果，将高脂血症分为 4 类：

(1) 高胆固醇血症，血清总胆固醇增高，三酰甘油正常；

(2) 高三酰甘油血症，血清三酰甘油增高，胆固醇正常；

(3) 混合型高脂血症，血清总胆固醇和三酰甘油均增高；

(4) 低高密度脂蛋白血症，血清高密度脂蛋白-胆固醇降低。

小贴士

高血脂患者在生活中除了遵照医嘱按时按量服用药物外，做好饮食调理非常重要。在饮食上要注意"两低一高，两限一倡"的原则，即低脂、低胆固醇和高纤维饮食，限制饮酒、限制总能量、提倡饮茶等。食用油应以植物油为主，每人每天用量以 25～30 克为宜。

对于高脂血症的用药,应根据其分型合理选用药物。

(1) 高胆固醇血症,首选他汀类药物,如洛伐他汀、辛伐他汀、普伐他汀、氟伐他汀、阿托伐他汀等。

(2) 高三酰甘油血症,首先经饮食和体力活动调节,3个月未达标者应给予调脂药物。药物宜选非诺贝特、吉非贝齐、苯扎贝特等贝特类药物。

(3) 混合型高脂血症:若三酰甘油略高,而总胆固醇或低密度脂蛋白胆固醇很高,则首选他汀类;而三酰甘油显著升高,总胆固醇或低密度脂蛋白胆固醇轻中度增高,则应首选贝特类。另外,总胆固醇或低密度脂蛋白胆固醇略高,三酰甘油略高,则宜选他汀类或贝特类;如果是冠心病或其他动脉粥样硬化患者,则使用他汀类更好些。

(4) 低高密度脂蛋白血症,他汀类、贝特类、烟酸或胆酸螯合类药物都具有升高高密度脂蛋白胆固醇作用,以烟酸最为明显。

需要指出的是,高脂血症的治疗一般需长期用药。使用药物4~6周后,如未达到控制标准,可在医生指导下增加剂量或联合用药。达标后长期维持用药,每3~6个月复查1次血脂。除非发生不良反应或血脂太低,一般不应停药或减量。在药物治疗期间,需监测肝、肾功能和血常规,必要时测肌酶。尤其是老年患者,应特别注意药物的剂量和不良反应。

二、疾病篇

19. **为什么高血脂患者不能因胆固醇指标正常就减药或停药？**

张先生,71 岁,有十几年的高血压和糖尿病病史。近来天气多变,他突发缺血性脑卒中(中风)住进医院,所幸发觉得早,处理及时,没什么大碍,治疗后很快就出院。出院时老张查了血脂,发觉自己的血脂各项指标都在正常范围内,就停掉了降脂药。结果没过多久,他再次发生脑卒中被送进医院。

好多人可能跟张先生一样,一看化验单上的胆固醇或者其他血脂指标没有"上升箭头",就觉得安然无事,便私自停药或者减药,但不知不觉血脂会悄悄上升,给患者造成更大的伤害。

针对不同的高血脂患者,应选择不同的降血脂药物。另外,同样是高血脂,由于个体间的差异,一个治疗方案不可能适用于所有人。因此,临床治疗时都是按高血脂简易分型中的不同类型进行选药。

对于已有冠心病或糖尿病等疾病,或者已经发生过心肌梗死、脑卒中的患者来说,血脂治疗值和目标值与化验单上显示的正常值是不同的。他们的血脂目标值要求更严格,要低于化验单上血脂的参考值。一些重点人群(即 40 岁以上男性、绝经女性、肥胖、有黄色瘤、有血脂异常及心脑血管病家族史者)的胆固醇指标也不能仅参考化验单上"不高于 5.9 mmol/L"这一指标(各家医院的数值会有差异)。在有条件的情况下,此类人群应每年检测一次血脂。

高血脂给人们的健康带来很大威胁,血脂高会造成血稠,血太稠会使血流变慢,最终堵塞血管,便会引起冠心病、脑卒中、老年痴呆等一系列严重的疾病。

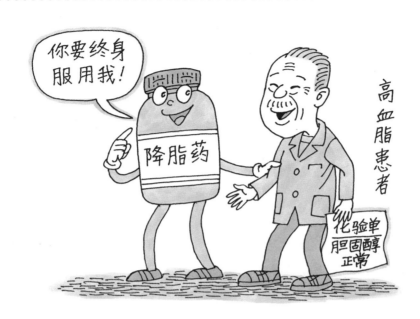

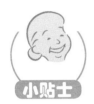

高血脂患者在饮食上要注意多饮水,多食蔬菜和水果,多食素食,少食动植物油脂,少喝咖啡饮料,不饮酒,多补充大豆蛋白。高血脂患者一般需终身服药,绝对不能凭感觉擅自停药,有条件的话要定期检测血脂浓度。同时,高血脂患者在服药、注意饮食的情况下也要注意适量的运动,适量的运动能够帮助控制血脂。

二、疾病篇

20. 为什么心脏病患者应合理使用心脏病药物？

张老师60岁了，3年前她就开始经常觉得胸口闷、心慌，查心电图和颈动脉超声，怀疑是冠心病，但没有确诊。考虑到供血不太好，医生给她开了银杏叶片和通心络胶囊。前段时间她感觉没有明显不适，于是每天减了一顿药。近来温度骤降，她感觉胸口闷等症状突然加重，吃了两种药还是"压不住"，就在吃药后不到10分钟又吃下丹参滴丸，可这样症状还是没有明显改善，于是又服了速效救心丸。可过了好一会儿，她的症状才有所缓解。

心脏病是一系列关于心脏疾病的总称，包括心肌病、感染性心肌炎、风湿性心脏瓣膜病等。心脏病比较复杂，临床上首先要根据症状以确诊是哪一种心脏病，一旦确诊就要严格遵照医嘱服药，切不可私自停药或加药。很多人可能在吃一种药觉得没有用时就自己加药，其实这样做存在很大的风险。例如：

（1）如果患者有心脏病合并高血压，一定要注意血压不要将血压降得过低，降血压时特别要减少利尿剂及含利尿药成分的复合剂的应用，因为血压过低会引发一系列的心血管疾病。

（2）长期服用普萘洛尔（心得安）的冠心病患者，不可骤然停药，否则会引起反弹，加剧心绞痛甚至发生心肌梗死。伴有低血压、心动过缓、肺心病、慢性支气管炎、心功能不全、哮喘的冠心病患者，忌用或禁用心得安。因为心得安兼有降血压和抗心律失常的作用，只适合伴有高血压或心动过速的冠心病患者。

（3）有肝病的冠心病患者，忌用心得安、阿普洛尔（心得舒）、噻吗洛尔（心得平）、氧烯洛尔（噻吗心安）等。

（4）若患者心绞痛发作时，应立即在舌下含1片硝酸甘油，或嚼碎后含在舌下。含药时不能站立，以免突然晕厥而摔倒，应坐靠在宽大的椅子上。

（5）心动过速者忌用心宝丸；心动过缓者忌服活心丸。

（6）伴有青光眼的患者，慎用或忌用硝酸甘油。

　　同时，心脏病患者一定要注意遵照医嘱，忌自作主张随意联合用药。例如，临床发现心得安合并维拉帕米（异搏定），可发生心动过缓、低血压、心衰，严重者甚至引起心脏骤停；而洋地黄和异搏定合用，则可发生猝死。

　　患者除了遵照医嘱按时按量服药外，还要注意经常补充水分，半夜醒来时也可以适量喝点水，应以清茶和白开水为主，特别是在盛夏时节，因天气炎热，心肌梗死、脑血管栓塞的比例要明显高于其他季节。

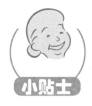

小贴士

　　患者要保证充足的睡眠，严格控制饮食，多食用鱼类和鸡、鸭、鹅肉等，少食或不食猪、羊、牛肉等，有助于防治心脏病。同时，也要注意适当补充维生素。维生素能改变血液循环，保持血管的正常弹性。健康人每天补充维生素，也能预防心脏病、白内障、糖尿病、癌症等疾病。

张大爷今年73岁，患有心脏病和哮喘。一天夜里，正在睡梦中的张大爷突然被胸闷憋醒，出大汗，喘息不止，不能平卧。老伴连忙给他喷用平喘气雾剂。用药后不仅不见效，张大爷反而更加憋气，口唇发紫，被紧急送入医院。

上述案例中，张大爷的症状是急性左心衰竭引发的喘息，称为"心源性哮喘"。这种"喘"常出现在夜间，多见于有心脏病的老年人。发作时通常需要坐着才能呼吸，咳粉红色泡沫痰，还会伴有血压升高、心率加快的症状。

当出现上述这种心源性哮喘的症状时，千万不能使用平喘气雾剂，这时使用的话，只能扩张支气管，不但救不了衰竭的心脏，其中含有的 β₂ 受体激动剂反而会引起心跳加快、心肌耗氧量增加，心脏病病情更加加重。这时应立即给患者吸氧，采取坐位，舌下含服硝酸甘油，同时拨打"120"急救电话，而不要擅自使用哮喘喷剂。

此外，心脏病患者除了要规范使用平喘药外，还要慎用安眠药。虽然睡眠问题是心衰常见的伴发症状，但是有研究表明，服用苯二氮䓬类安眠药的患者，因心衰再次住院或因心脏病出现死亡的发生率，比没有服用安眠药者增加了8倍。对于正在服用安眠药的心脏病患者，尤其是发生睡眠呼吸障碍者，应仔细进行监测。一旦用药后出现异常，应及时和医生沟通。

心脏病患者也应慎用抗抑郁药物。如丙米嗪类抗抑郁药除抗抑郁作用外,还能降低血压,易致心律失常。

除了上述常见的西药之外,心脏病患者也应慎用一些中草药。例如,山楂叶和山楂花可用于治疗心力衰竭,有时会对心衰药物产生负面影响;芦荟可治疗关节炎、癫痫症、糖尿病和哮喘等,但服用过量会使血钾下降,出现心律失常。

总之,心脏病患者在平时的生活中用药一定要谨慎,不可乱用药物。

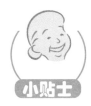

小贴士

心脏病患者在生活中要注意不能过分疲劳。即使做家务,也要根据自己身体状况适度进行。学会控制情绪,尽量保持情绪平稳,不让情绪大起大落。合理安排饮食,适量运动,一般不要用太热的水泡脚,同样洗澡时,水也不宜太热。冬天要防寒,寒冷的刺激会引发血管急剧收缩。此外,也不能喝冷水,就有老年人半夜口渴,喝了一口冷水而突发心脏病的报道。

二、疾病篇

22. 为什么胃溃疡患者服用维生素 C 要注意服药时间？

58 岁的林先生有胃溃疡病史 12 年，长期服用抗酸药。近期天气早晚温差大，林先生不慎感冒，嗓子开始发痒，声音也有些嘶哑。于是，他在服用抗酸药的同时，每天冲服 1 片维生素 C 泡腾片，希望借此提高抵抗力。1 周后，林先生感觉胃部有些疼痛，而且越来越厉害，人也开始变得虚弱。无奈，他只好去医院就诊。医生告诉他，他的胃溃疡复发了，原因就是他服用抗酸药和维生素 C 的时间太接近，并建议他在服抗溃疡药后应间隔 2 小时再服维生素 C。

维生素 C 是常用药，又称抗坏血酸，是人体重要的抗氧化剂，也是合成各类物质的必需品，它能协助铁的吸收，同时每日 200～1 000 毫克小剂量短期补充还可预防感冒。

许多人喜欢冲服维生素 C 泡腾片，以增强免疫力并预防感冒。但对于胃溃疡患者来说，需要特别留心抗酸药和维生素 C 的服用时间，以免引起不良反应，伤害身体健康。

胃溃疡患者一般胃酸较多，复方氢氧化铝（胃舒平）、硫糖铝（胃喜）、枸橼酸铋钾（得乐）、复方铝酸铋（胃必治）和胃仙-U 等治疗溃疡的抗酸药大多是可中和胃酸的碱性药，可以降低胃及十二指肠内的酸度。而维生素 C 是弱酸药，如果与碱性的治疗溃疡的抗酸药同时使用，就会发生明显的酸碱中和反应，维生素 C 和抗酸药原有的药效都会大大降低，也会影响胃溃疡的愈合。

那么，怎样补充维生素 C 才能避免"两败俱伤"呢？在服用抗酸药后至少间隔 2 小时再服用维生素 C,可确保两种药物都不失药效。因为服用抗酸药后 2 小时,药物在人体内经代谢分解,绝大部分已被完全吸收,浓度或药量已很低,基本不会与维生素 C 发生反应,相互影响的机会很小。

　　需要注意的是,食物入胃后可刺激胃酸分泌,抗酸药宜在饭后 1 小时服用以中和胃酸、治疗胃溃疡。

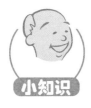

小知识

　　(1) 服用维生素 C 前,胃溃疡者可先少量吃点东西"垫垫肚子",以减轻对胃的刺激;

　　(2) 服用期间别吃动物肝脏,因肝脏中的铜离子易将维生素 C 氧化降效;

　　(3) 建议小量短期服用维生素 C,这样会更安全;

　　(4) 不要长期大量服用维生素 C,否则有些人会出现血尿、肾结石、尿酸浓度升高、铁吸收过量、维生素 B_{12} 浓度下降、胃肠不适等不良反应;

　　(5) 应饭后服用,可有效减轻对胃的刺激。

二、疾病篇

23. 为什么皮肤外用药也有不良反应？

近来嵇阿姨总是笑呵呵的,她的女儿小刘快要做妈妈了。然而生产这天,小刘足月顺产的男婴左手先天性小手畸形。小刘夫妇在要孩子之前做了充分的准备:丈夫身体健康,不吸烟,不喝酒,小刘怀孕后一直到临产从未得过感冒,更不用说服药了。嵇阿姨和小刘夫妇百思不得其解,专程到省城大医院优生优育咨询中心请教了有关专家。最后终于弄明白,在小刘怀孕初期曾用过几种皮肤外用药来治疗当时面部的皮疹,就是这几种皮肤外用药给胎儿带来致畸的影响。

很多人认为皮肤外用药只是往皮肤上一涂,又不是大量内服,应该比较安全。殊不知皮肤外用药如果使用时间较长,经皮肤局部吸收的药量仍然十分可观,而且很多软膏中含有或多或少的糖皮质激素。有的虽然是纯中药制剂,也很难保证中药成分中没有致畸因子。

随着药剂学的研究进展,皮肤外用药的应用越来越广,不但用于治疗皮肤病,也用来治疗肌肉、关节、软组织甚至内脏疾病。正确评价皮肤外用药的不良反应,对于合理使用非常重要。正确使用皮肤外用药,也是减少不良反应的重要手段。

(1) 用药前要认真阅读药品说明书,对症选用外用药物:如过敏性皮炎,若选用抗生素类药物,难以达到治疗目的,应选用抗过敏性药物[如醋酸氟轻松(肤轻松)、地塞米松等],则可迅速缓解病情。

(2) 注意外用药的有效期、用量及取药方法:超过使用期的药物不得再使用。同时要仔细察看药物有无霉坏变质现象,以免造成过敏或中毒。如氢醌乳膏氧化变质后颜色加深,毒性增强,使用后可引起局部发红发痒,甚至溃烂。另外,涂抹药物时用量不要过多。有些药物可因用量过大而造成吸收过多引起不良反应，甚至出现中毒现象。

（3）药物应置于阴凉避光处：外用药物大多要反复使用一段时间，如硫磺乳膏、硫磺洗剂、补骨脂酊等，还有家庭常备的花露水、防晒霜、碘酊、红药水等，有些成分遇热、光等极易发生化学反应，有些溶媒极易挥发，乳膏易脱水干涸、长霉等，故应盖紧瓶（盒）盖，存放于阴凉遮光处，个别药物（如氢醌霜等）还得低温避光保存。

（4）婴幼儿不宜使用成年人的外用药：婴幼儿皮肤细、嫩、薄，血管也很丰富，局部外用时易于通过皮肤吸收。使用成年人的外用药，特别是当皮肤黏膜有炎症或小创伤时，易产生不良反应。

（5）注意外用药物间的配伍禁忌。如依沙吖啶（利凡诺）不宜与升汞、苯酚、碘制剂合用。有些皮肤外用药，其说明书中往往说明该药的作用和适应证，而没有注明药物的主要化学成分和禁忌证，这类药物尽量不要使用。

二、疾病篇

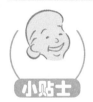

小贴士

　　皮质激素类药膏注意连续使用时间最好不要超过1~2周，也不要大面积使用，尤其是在皮肤破损处用药，会大大增加药物的全身吸收量，易导致全身性不良反应。皮肤外用药的常见不良反应为局部烧灼感、干燥、疼痛、发痒、红斑，偶见荨麻疹样过敏反应等，停药后一般消失，要学会甄别。激素类反应还包括用药部位皮肤血管扩张、皮肤划痕、皮肤变薄等反应。

24. 为什么老年人要慎用壮阳药？

老年人的性生活常不尽如人意，因此，一些老年人尝试求助于各种壮阳药，甚至不惜花大价钱购买。在此特别向老年人提个醒：擅服壮阳药不可取。

这是因为除了极少数人外，随着年龄增长，身体日渐衰退，性能力大为减退，这是不争的事实。特别是 65 岁以上的男性、50 岁以上的女性，这种减退尤为明显。老年人性生活能力减退，除生理性衰老这一客观因素之外，还受吸烟、饮酒及疾病等多种因素影响。对于确有性功能困扰的中老年朋友，在应用壮阳药前有必要前往医院男性专科或泌尿外科得到医生的确切诊断和用药指导后再遵医嘱用药。

(1) 以中药为主的补肾壮阳药，多具有类性激素作用，多数是由鹿茸、淫羊藿、巴戟天、补骨脂、锁阳、仙茅及动物睾丸(肾)、阴茎(鞭)等组成。久服上述温热燥性的药物，危害很大，常表现为口干舌燥、口渴多饮、鼻咽干结、眼红、牙痛、鼻出血、咳血、大便干结、腹部胀痛、痔疮等，甚至引起脑卒中(中风)而危及生命。

(2) 较为著名的西药类壮阳药是西地那非(伟哥)。它是一种广谱的治阳痿药，对抗抑郁药、抗精神病药、抗高血压药、对手术或外伤引起的阳痿均有效。但伟哥的不良反应也令人担忧：10%的人发生头痛；3%的人发生短暂视物模糊；可能造成血压骤降；服药后房事过度，心脏可能不胜负荷而致死；不遵服药说明而同时服用含硝酸盐药物会致死；长期服用产生药物和心理依赖而造成永久性阳痿。此外，服用它还可能掩盖心脏疾病、糖尿病或癌症的病情。

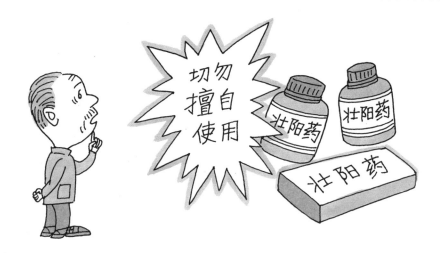

因此，中老年朋友切勿擅自使用壮阳药。若应用不当或长期应用，反而会损害性功能，甚至危害身体健康。

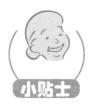

小贴士

身体健康、性功能正常的男性不必"壮阳"。有些人借纵欲之名恶意"壮阳"，是非常无益的，反而加害身体，造成人体激素失调，甚至导致不可逆转的性功能障碍。壮阳药需有针对性地使用，当个人有性欲望、但由于某种身体原因不能达到目的时才可以考虑。适用壮阳药的情况主要是由糖尿病、脊髓损伤、药物、前列腺根治术后、放疗后、吸烟、饮食及心理因素等引起的阳痿。

三、生活篇

2006 年初，老吴被确诊为肺结核。隔离治疗半个月后不再咳嗽，痰菌也转为阴性。医生说他的结核病已经没有传染性，应该坚持用药 6～8 个月才能彻底治愈，于是老吴带着药离开医院。半年治疗期满后复查时发现，小吴的病情非但没有好转，反而进一步加重。原来老吴把本该饭前吃的药调整到午休时吃，他以为只要每天坚持吃药，时间早点晚点关系不大，没想到就是吃药时间不正确惹的祸。

专家指出，饭前的药挪到饭后吃，药效会减小 1/3。特别是抗结核病药，每天吃 1 次，1 次吃 3 粒。若在饭后服用，其血药浓度不够，吃 3 粒只相当于吃 2 粒，药效减少了 33%，不仅控制不住病情，时间久了还会产生耐药性。这是因为食物对有些药物的吸收率和生物利用度有很大影响，从而引起药物饭前服用和饭后服用的效果并不同。

药物到底是饭前服用还是饭后服用，应严格遵照医嘱或药品说明书进行。

（1）饭前口服药：饭前由于胃和小肠腔内基本上无食物，此时服药不会受食物的干扰而影响吸收，能迅速而完全地发挥药物的作用。因此，凡是要求药物充分、快速吸收而无刺激性的药物，均应在饭前口服。例如，让药充分作用于胃壁的胃壁保护药（三硅酸镁、硫糖铝、氢氧化铝凝胶、枸橼酸铋钾等）应在饭前 30 分钟服用；助消化药宜在吃饭前片刻服用；一些对胃无刺激的滋补性药物宜在饭前服用，以便吸收更全面，如人参制剂、鹿茸精等。

（2）饭后口服药：除必须在饭前服用和必须在睡前服用的药物，其余都可在饭后服用。特别是对胃有刺激性的药物（如阿司匹林、水杨酸钠、保泰松等）必须在饭后服用；因油类食物可促进胆汁分泌，能增加脂溶性药物的吸收，灰黄霉素、酮康唑、依曲康唑、辛伐他汀、洛伐他汀、非诺贝特等药物也应在饭后服用；由于饮食而使机体利用度降低的药物，如呋喃妥因、普萘洛尔（心得安）、苯妥英钠等，最好在饭前1小时或饭后2小时口服。

此外，糖尿病适宜饭前半小时服药；胃病及消化道疾病适宜饭后半小时服药；高血压病、心血管疾病适宜早上7：00、下午3：00服药，不适宜晚上睡前服药；阿司匹林、布洛芬等解热镇痛药，以及地塞米松、可的松等糖皮质激素类药物，凡对胃肠道有反应的药物适宜饭后服药；中药与西药应分开服用，适宜饭后时间相隔1小时服药；营养、滋补及维生素类药物适宜早上空腹时服药。

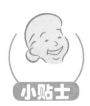

药物在饭前、饭后服用，由于食物的影响，往往药效大不同，自己服用的药物到底该选在什么时间服用，应严格遵照医嘱，切不可擅自更改服药时间，以免达不到治疗效果或者带来毒性反应。特殊疾病用药要根据医生医嘱使用，一定不要自己随意增加剂量或服药次数。

三、生活篇

26. 为什么服药期间不宜吸烟？

58岁的翟先生烟瘾很大，每天至少吸1包以上。6年前，他体检查出患有糖尿病，一直口服降血糖药物。但是血糖一直波动很大，控制不佳。医生认为，翟先生的血糖波动大很可能与吸烟有关。

随着自我保健知识的不断提高，人们在吃药期间会注意不饮酒、不喝咖啡，但是常常忽略了戒烟。大量研究证明，吸烟会降低药效，甚至贻误病情。

香烟中含有尼古丁，尼古丁在进入人体后，会对肝脏中的代谢酶系统产生影响，使药物代谢的过程加快或变慢，导致血液中药物的有效浓度降低或增加。尼古丁还会释放抗利尿激素，从而使代谢产物不能及时排出，导致药物蓄积中毒。

明显受到香烟影响的药物主要包括5类。

(1) 抑酸药：胃病患者在服用抑酸药(如奥美拉唑等)的同时吸烟，不仅会导致胃部血管收缩，还会延迟胃排空时间，减慢抑酸药在小肠内的吸收速度，从而影响药效。

(2) 解热镇痛药：吸烟使去痛片、散利痛等这些药物的代谢加快，疗效显著下降，有的疗效甚至仅为不吸烟时的1/10。

(3) 维生素C：吸烟过多会损耗合成维生素C、维生素B_6和维生素B_{12}所需的矿物质和各种必需营养物质，间接对药物治疗过程产生不利影响。

(4) 平喘药：服用茶碱、氨茶碱后吸烟，其破坏与排泄速度比不吸烟者快3倍,从而使药效降低。

(5) 降血糖药:吸烟同时口服甲苯磺丁脲、苯乙双胍(降糖灵)等降糖药或注射胰岛素,均会降低疗效,通常胰岛素要相应增加15%～30%的用量,才能达到预期疗效。

除了上述药物在服用后明显受到香烟影响外,还有麻醉药、抗心绞痛药、抗血小板药、降脂药、利尿药等。因此,在服用以上药物期间,尤其应当戒烟。

即使不服药,大量吸烟对人体也有百害无一利。因此,尽量少吸烟或者不吸烟。

推荐一些戒烟妙招:

(1) 明确戒烟的目的,动力便会比较足;

(2) 不要突然完全停止吸烟,整个戒烟过程循序渐进;

(3) 尝试尼古丁替代疗法:实在想吸烟时,尝试尼古丁口香糖、尼古丁镇咳药等;

(4) 适量服用一些处方药减小烟瘾;

(5) 不要独自戒烟,让家人、朋友、同事都知道戒烟,他们的鼓励会有帮助。

三、生活篇

丁先生,60多岁。一天,他在家和朋友聚会,一瓶啤酒下肚,突然感觉喘憋、呼吸困难、浑身出汗、头痛、恶心,送到医院时,心率高达每分钟120次。接诊医生详细询问病情,原来丁先生近日感冒,正在服用抗生素,原来是酒精和抗生素在体内发生了冲突。

一旦出现上述案例中的情况,轻者可自行缓解,重者要及时送往医院救治,减少意外发生。很多药物会和酒精(乙醇)之间产生不良相互作用,甚至会发生化学反应。酒精或影响药物吸收,或破坏药物结构,有时还会增加药物的毒性和不良反应。因此,用药前就要开始戒酒,用药期间和用药结束后1周都以不饮酒为最好。除了酒之外,任何含酒精的饮料或含酒精的其他药物,也要尽量避免使用。

(1) 有些抗生素不能与酒同服。如头孢哌酮、甲硝唑等会妨碍乙醛氧化成乙酸,造成体内乙醛蓄积,导致头颈部血管剧烈搏动或搏动性头痛、头晕、恶心、呕吐、出汗、口干、胸痛、全身潮红、虚脱、惊厥,甚至血压下降、呼吸困难、心肌梗死、急性心衰、急性肝损伤、休克,严重者甚至会导致死亡。

(2) 解热镇痛药也不能与酒同服。服用阿司匹林、布洛芬、双氯芬酸等,若大量饮酒,可增加胃肠黏膜的刺激,有时甚至可引起消化道溃疡或出血。吗啡与乙醇合用后会产生协同作用,有引起中毒或死亡的可能。

(3) 硝苯地平、肼屈嗪(肼苯达嗪)、地巴唑等降压药与酒同服,容易出现低血压。

(4) 硝酸异山梨酯、硝酸甘油等抗心绞痛药服用时饮酒,可引起血管过度扩张,引起肠胃不适、剧烈头痛、血压骤降,甚至休克。

(5) 呋塞米、氢氯噻嗪等利尿药服用后饮酒,可扩张血管,患者出现头痛、直立性虚脱等症状。

(6) 格列苯脲、二甲双胍等降糖药服用时饮酒,可引起头昏、心慌、出冷汗、手发抖等低血糖反应,严重者可出现昏迷。

(7) 酒精对凝血因子有抑制作用,对抗止血药的作用,使凝血作用降低。

(8) 地西泮、硝西泮、氯硝西泮、巴比妥类、水合氯醛、三唑仑、氯丙嗪、异丙嗪、奋乃静等镇静催眠药合用乙醇后,会引起嗜睡、精神恍惚、昏迷、呼吸衰竭或死亡。

(9) 对于苯妥英钠、丙戊酸等抗癫痫药,长期饮酒可降低苯妥英钠浓度和疗效,增强丙戊酸的中枢抑制作用。

(10) 氯苯那敏、赛庚啶、苯海拉明等抗过敏药物与酒同用,对中枢神经有协同抑制作用,可引起嗜睡、精神恍惚、昏迷,甚至出现呼吸抑制而死亡。

(11) 对于丙咪嗪、多塞平等抗抑郁药,饮酒可加重中枢镇定作用。

三、生活篇

小知识

服药时除了不要与酒同用之外,最好也不要与茶、咖啡、可乐、果汁等同服。

(1) 茶水含有约10%的鞣质,在体内易被分解成鞣酸,而鞣酸会降低不少药物的药效。因此,服药前后2小时内不能饮茶。

(2) 咖啡中含咖啡因,可乐中含古柯碱,都会刺激胃酸分泌,加重布洛芬等解热镇痛药对胃黏膜的刺激,甚至诱发胃出血、胃穿孔。

(3) 果汁(尤其是新鲜果汁)富含果酸,会降低某些抗生素的药效,增加不良反应。因此,服用抗生素前后2小时不要饮用果汁。

28. 为什么大多数药物不宜与牛奶同服?

傅奶奶给孙子喂药煞费苦心。她将牛奶掺入药中给孩子服，希望牛奶的香甜味能够冲淡药物的苦味。傅奶奶的这种药物与牛奶同服的方法，很可能会产生意想不到的不良后果。

一些药物若与牛奶同服，轻则使药物减效或无效，更有甚者会产生毒性反应，进一步使病情加重。

这是因为牛奶中含有较多的钙、磷、铁、多种维生素、蛋白质、氨基酸和脂肪等化学物质，在药物表面能形成一层特殊的覆盖膜，使药物不容易被机体吸收，也容易与药物发生化学反应，生成稳定的铬合物或难溶性盐类，有些药物甚至会被这些离子破坏，降低药物在血液中的浓度，影响疗效。一些四环素类抗生素[如四环素、土霉素、多西环素(强力霉素)等]能够与牛奶中的钙离子在肠道形成络合物，使药物吸收效率大大降低，进而使其疗效减弱。

再如，对于硫酸亚铁、富马酸亚铁(富血铁)、枸橼酸铁铵等妇女、儿童缺铁性贫血常用药，牛奶与这些药物同用也会降低药物的疗效，其作用机制是钙离子可与铁剂在十二指肠发生竞争，进而使铁剂吸收减少。

有些药物与牛奶同服后毒性增大，对人体产生损害，像地高辛等强心苷类药物具有一定的毒性，与牛奶同用时牛奶中的钙能够使这些药物的毒性加强，从而使其中毒风险加大。

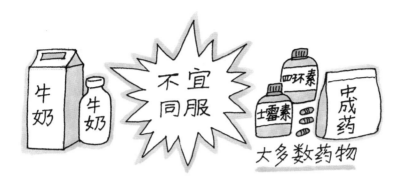

此外,奶制品对血压的波动也有一定的影响,高血压患者尤其需要注意,服用帕吉林(优降宁)后不要马上饮用牛奶。即使是正在喝母乳的婴儿在服药期间,母亲也要注意隔一段时间再给孩子吃母乳。

那些需要长期使用会伤胃药物的人群,建议在使用药物1～2小时后再考虑饮用适量的牛奶。

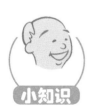

小知识

不能与牛奶同服的药物有如下几种:四环素类药物(如四环素、土霉素、多西环素等)、抗贫血药物(如硫酸亚铁、琥珀酸亚铁等含铁制剂)、强心苷类药物[如地高辛、毛花苷丙(西地兰)等]、抗帕金森病药物(如左旋多巴)、中枢神经抑制剂(如水合氯醛、苯巴比妥等)、部分抗酸药(如枸橼酸铋钾、碳酸氢钠、氢辛化铝等)、钙制剂(如葡萄糖酸钙等)、氨茶碱、异烟肼,还有绝大部分的中草药和中成药。

29.为什么变胖了可能是药物惹的祸？

张阿姨受精神症状的困扰已经有一段时间,最近有加重的迹象。医生给她开了处方药,每天2片利培酮、半片氯氮平。没想到只过1个多月,她的体重就增加了4 000克。由于害怕吃药会继续发胖,没有经过医生同意,她就把氯氮平停掉。没过多久张阿姨又出现焦虑的感觉。于是她偷偷吃起减肥药,结果却不理想。

现在人们对自己的体重很关注,尤其是女性总希望自己保持身材苗条、光彩照人。可是,有的患者长期服用某些治疗慢性病的药物,由此而出现体重增加,也带来了肥胖的烦恼。张阿姨的遭遇就是一例。

很多人去医院探望大病初愈的朋友时,发现朋友的脸明显胖了一圈。这不一定都是被"养"胖的,很可能是因为治疗期间使用了糖皮质激素等药物,出现所谓的"满月脸""水牛背"等不良反应。

许多药物可能导致肥胖,具体有以下7种:①抗精神病药:氯氮平、利培酮等;②糖皮质激素:可的松、泼尼松等;③抗抑郁症药:阿米替林等;④镇静催眠药:地西泮等;⑤抗组胺药:苯噻啶、赛庚啶等;⑥第一代避孕药:雌二醇、炔诺酮等;⑦胰岛素和磺酰脲类降糖药:甲苯磺丁脲、格列吡嗪等。

服用这些药物后体重增加的主要原因,可归为5个方面:①增加食欲,不知不觉大开"吃"戒;②内分泌调节发生紊乱,促进脂肪形成,或储水作用;③阻碍体重的调节机制;④有镇静作用,人体活动量减少,导致摄入热量相对过剩;⑤遗传因素影响等。如激素类药物中的雌激素会使人食欲增加,并有助于体内水分和脂肪的潴留。

一旦发生药物带来增重的问题,不用过度紧张,可以在医生指导下采取以下措施。

(1) 有体重增加危险因素的患者,尽量避免使用会引起增重的药物。这些危险因素包括:①女性;②本人或亲属有肥胖的经历;③成年后,最高体重和最低体重相差 6 000 克以上;④有抑郁症状;⑤家属过度饮食照顾,以致热量摄入超出身体所需范围等。

(2) 选择更合适的治疗方案。有精神症状的患者改用齐拉西酮等药;使用早期避孕药引起肥胖的,可改用第三代避孕药物(如诺孕酯、孕二烯酮)或采用其他避孕方式;抗抑郁药可选择氯米帕明,既抗抑郁又治疗焦虑症状,还能帮助减肥。

(3) 合理饮食,建立良好的生活习惯。少吃糖类和脂肪,多吃蔬菜。加强锻炼,每天进行 1 小时体育运动,如散步、跑步、打球等。长期坚持,效果更好。

(4) 必要时由医生考虑用药物来抑制体重增加。

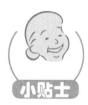

小贴士

抗精神病药物会引起约 50% 的患者体重增加。对于急性期已过、症状缓解的精神病患者,可在医生指导下低剂量或间断服用药物。部分老年人和一些有消化系统疾病的患者,服用抗精神病药物后体重不增加。

三、生活篇

30. 为什么说皮疹可能与药物有关？

王某被确诊患有肺结核。医生用药治疗4天后，王某感觉全身特别不舒服，开始是身体发痒，随后出现很多的皮疹，关节处也非常痒痛。到底是什么原因引起皮疹的呢？

上述案例中，王某得的是典型的药物性皮疹。药物性皮疹又称药物性皮炎，是药物通过口服、外用和注射等途径进入人体后而引起的皮肤黏膜炎症反应。其实，药物性皮疹也是众多药物不良反应中的一种，几乎所有的药物都有可能引起皮疹。可引起皮疹的最常见药物有磺胺类药、解热镇痛药、安眠药类，以及青霉素、链霉素等。

临床上，药物性皮疹可以分为发疹性反应、荨麻疹、光敏性皮炎、剥脱性皮炎、多形性红斑、色素沉着、痤疮样皮疹、结节性红斑等。

(1) 发疹性反应是临床上最常见的药物性皮疹。采用氨苄青霉素治疗传染性单核细胞增多症，或者合用氨苄青霉素和羟吡唑嘧啶时，均有可能发生。其他常见的原因包括使用保泰松、磺胺和金制剂。

(2) 荨麻疹是另一种常见而明显的反应类型，与较深的血管受累有关，引起大面积红斑性血管性水肿。引起荨麻疹的药物有抗血清、疫苗、多肽激素、青霉素、头孢霉素、保泰松、奎尼丁、二甲胺四环素，阿司匹林等药物也可能通过非免疫机制产生荨麻疹。

(3) 光敏性皮炎的发生与个人体质有关。有的患者在服用或注射过光敏感药物后，如果同时又有一定量的日光照射，晒过的皮肤就会发红、发痒，或出现小痘痘、小水疱等，类似于光照后的皮肤反应。严重者有时会出现全身症状，如发热、头昏、嗜睡、精神萎靡，甚至过敏性休克等。服用的药量越大，在阳光下暴晒的时间越长，过敏反应就越严重。能够引起光敏性皮炎的药物有氟哌酸、氧氟沙星、磺胺嘧啶、酮康唑、庆大霉素、氯霉素等抗生素。

对于服药后易出现皮疹的患者，平时一定要注意休息好，不要过度劳累，要多锻炼身体来提高免疫力；饮食上要注意清淡，不要吃辛辣上火的食物，可以多吃一些新鲜的蔬菜水果，不要有太大的心理压力。

三、生活篇

小贴士

　　用药后产生皮疹，可能是药物引起的药物性皮疹。如果同时使用多种药物，要判断具体是哪种药物造成皮疹可能有困难，需要及时去医院就诊，将引起药物性皮疹的药物停掉。如果药物性皮疹是一种针对体内的特异质反应，需要更换另外一种结构不同的药物。如果有些药物性皮疹是药物本身的药理作用所致，此时换药可能解决不了问题，需要医生权衡利弊，是否停药，或者再加用一些针对皮疹的药物。

31.
为什么服用抗过敏药后驾车可能不安全？

　　龙老伯近日患上过敏性皮肤病。上午 11:00,他服用抗过敏药后,本想遵医嘱小睡一会,不想家里突发急事需要驾车前往。13:00 许,他在一条靠近中间护栏的车道上行驶,不想一会就开始犯困,注意力难以集中,疏忽中龙老伯的车轮往左一转,车头左侧刮蹭到护栏,3 组隔离栏倒在地上,后来医生告诉他,这令人惊恐的一幕都是因他服用抗过敏药惹的祸。

　　大家都知道酒后开车有危险,殊不知服用临床上常用的一些抗过敏药后驾车也不安全。非那根、苯海拉明、美克洛嗪(敏克静)、茶苯海明(乘晕宁)、布克力嗪(安其敏)等药物虽能有效地治疗过敏性疾病,但容易产生精神萎靡、乏力、头晕、视力模糊等不良反应,严重影响驾车安全,严重时甚至会发生交通意外或伤亡事故。有资料证实,服用抗过敏药后的交通事故率为 72%(酒后开车交通事故率为 87%)。那么,驾驶员患过敏性疾病后,可以服用哪些抗过敏药呢?

　　抗过敏药有抗组胺药、过敏反应介质阻滞剂、钙剂和免疫抑制剂等多种。其中,对驾驶员行车安全影响较大的是抗组胺药,主要是指 H_1 受体拮抗剂。目前,将抗过敏药(H_1 受体拮抗剂)分为第一代、第二代,而更新的、不良反应更小的 H_1 受体拮抗剂被归为第三代。第一、第二、第三代抗过敏药各有不同的优缺点。驾驶员服用时除了考虑疾病情况外,还要兼顾是否需要驾驶车辆等,以免发生意外。

　　(1) 第一代抗过敏药[如苯海拉明、氯苯那敏(扑尔敏)、酮替芬、赛庚啶、羟嗪等)一天需服用多次,嗜睡作用强,有口干、尿潴留不良反应,疗效略差,价格便宜。为了安全,不应在车辆驾驶期间服用。如需使用,睡前服药较好,既止痒,又助眠。

(2) 第二代抗过敏药(如氯雷他定、西替利嗪、伊巴斯汀、咪唑斯汀、白三烯等)一天服药次数少,嗜睡作用轻或几乎无嗜睡,无口干,对前列腺影响小,起效快,作用强,是抗过敏治疗的首选。但是,年龄较大、前列腺肥大的男性服用时,仍要当心加重尿潴留。此外,大多数第二代抗过敏药按正常剂量服用是安全的,但特殊体质的人服用这类抗过敏药时,会出现一定的心脏毒性(心律失常),需谨慎对待。

(3) 第三代抗过敏药(如非索菲那丁、左西替利嗪、地氯雷他定等)没有像特非那定、阿司咪唑那样对特殊体质的人的心脏毒性,不良反应轻。疗效好,服用更放心,但价格较贵。

三、生活篇

驾驶员如患高血压,可使用第三代抗过敏药。第三代抗过敏药对心脏的不良反应较低,但是用药期间患者要经常监测血压变化。若患者伴有肝功能不良,此时可选用西替利嗪,因其从肾脏排出。

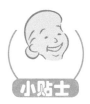

小贴士

特别提醒:为确保驾驶安全,医生建议驾驶员在服用第一、第二代抗过敏药后,8~12 小时内不要开车!

感冒药中的抗过敏药因以"复方"制剂面目出现,往往易被忽视,其中,常用的有扑尔敏、苯海拉明,其嗜睡、困乏、减弱注意力的作用同样不可小觑,对驾驶安全同样有很大的杀伤力。

32·为什么用水服药并不简单?

　　小区里一群退休的叔叔阿姨正在散步,大家你一言我一句地说着吃药的事。老柯说为图方便省事,吃药时仅喝一小口水,药片溜进喉咙就万事大吉;老曹说他甚至会干吞药片或胶囊;老汪则习惯把要吃的七八种药含在嘴里,喝口牛奶一起下肚。其实,他(她)们的这些用药习惯很不正确,甚至非常危险!

　　吃药时不可干吞药物,吃药要喝水,是借助水的流动能力,将药片或胶囊等固体药物顺利送入胃部。药物及时入胃后,水又可以帮助药物溶解,崩解的药物通过胃肠道吸收入血,发挥药效。

　　研究表明,服药时适当增加饮水量,能提高溶解度低和用量较大药物的体内溶出量,增加吸收量,提高血药达峰浓度,加快达峰时间,从而提高药物疗效。此外,适当增加饮水量,还可促进胃排空,使药物更快到达肠道,提高药物吸收速率。"干吞"或仅用少量水送服药物,药物可能滞留在食管中,药物的化学腐蚀作用会对食管黏膜产生不良刺激,甚至引起食管炎。因此,服药时应喝足量的水,以便冲洗食管,并使药物尽快入胃。

　　送服固体药物通常用 1 杯 200～300 毫升的温水就足够了。其中,普通中药冲剂需水约 150 毫升,服磺胺类药物时每天至少喝水 1500 毫升,高热患者服阿司匹林、对乙酰氨基酚(扑热息痛)等退热药时,应尽量多喝水,以免退热过程中因出汗过多,出现水与电解质丢失而出现虚脱症状。

　　此外,躺着服药,即使适当喝水,药物也很容易滞留于食管

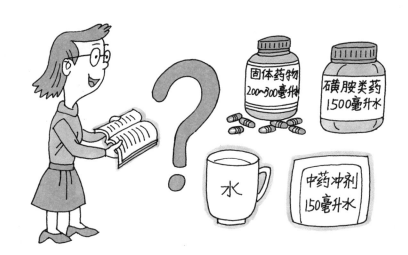

中。因此,站立或坐着服药较好,以借助水的流动性和药的重力作用,将药物顺利送入胃部,大大减少药物滞留食管的机会。

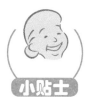

小贴士

　　尽量不用矿泉水送服药物,矿泉水中的矿物质和金属离子可与部分药物产生作用,进而影响药效。例如,矿泉水中的钙离子可与四环素、异烟肼、阿仑磷酸钠等发生相互作用。另外,服止咳糖浆后不要马上喝水,因为止咳糖浆需要将药物覆盖在炎症处的黏膜表面以便形成保护膜,减轻炎症反应,阻隔刺激而缓解咳嗽。喝完止咳糖浆后,最好5分钟内不要喝水。

33·为什么说润喉片非糖亦非零食？

一天，老人们聊起润喉片。老何说："它带来咽喉部的清爽感。"老郑附和道："我平时爱含它，习惯了就像吃零食。"老熊眨眨眼："我更喜欢那股甜甜的味道，带着它随手来颗'糖'。"

润喉片是药物，临床用它治疗咽喉炎等疾病。咽喉部无炎症或炎症原因不明时吃润喉片，将会抑制或杀灭口腔、咽喉内的正常菌群，扰乱口腔内环境，造成菌群失调，反而可能引发口腔溃疡、扁桃体炎等疾病。

小贴士

润喉片主要有两类：一类是西药，常见的如华素片、溶菌酶含片等；另一类是中药，常见的有银黄含片、草珊瑚含片等。

如何安全、适当地服用润喉片？

(1) 明确它的药物属性。服用前阅读药品说明书，了解其适应证、注意事项和禁忌证。对碘过敏的人，含服含碘润喉片时可能会出现呼吸急促、面色苍白、口唇青紫、皮肤丘疹等过敏反应症状；哺乳妇女含服含碘润喉片，碘可经乳汁影响婴儿。

(2) 药物机制要明白。西地碘(华素片)，每片含 1.5 毫克西地碘，含有活性碘分子，杀菌力强，对口腔黏膜有刺激，不宜久服；

溶菌酶含片,每片含20毫克黏多糖溶解酶,可使革兰阳性菌细胞壁的不溶性多糖水解,达到杀菌目的。此外,银黄含片的有效药物为金银花、黄芩,草珊瑚含片主要含肿节风浸膏、薄荷脑和薄荷素油等,它们含有抗微生物作用的黄芩或金银花提取物,对细菌有一定抑制作用。

(3) 正确服法要记牢。按照药品说明书正确含服,使用时将润喉片放于舌根部,贴近咽喉含服;不要咀嚼、吞咽,少说话;含完药片后30分钟内最好不吃东西、饮水、漱口。正常人不要长期使用。含服的时间要合适,西药润喉含片一般以5天为限,中药润喉片以含服3天为限。注意不要过量,若症状不能缓解,应考虑去医院。

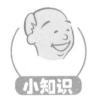

小知识

不少中药润喉片(如用于咽喉肿痛、口舌生疮的西瓜霜含片)中的冰片,性质寒凉,可能加重脾胃虚寒,引起腹泻,还容易造成孕妇流产。

含碘润喉片不能与含有朱砂的六神丸同服,因朱砂中的二价汞能与碘结合,形成碘化汞类有毒汞盐沉淀,会导致赤痢样肠炎。

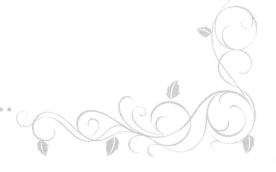

34. 为什么服了晕车药却没效果？

如今许多人都喜欢外出旅游，舒缓紧绷的神经，减轻工作和生活压力。但是，对于65岁的王女士来说，旅游是她的心头痛。原来王女士有严重的晕动病，不仅晕车，还晕船和晕机，无奈她多次放弃外出旅游的机会。她也曾试着吃点晕车药，希望能改善晕车带来的不适，可是吃了药，上车后她依然吐得稀里哗啦，晕车药似乎并不管用，只好天天"蜗"在家里。

日常生活中像王女士这样晕车、晕船、晕机的人还真不少，他们中有一些人即使服了晕车药，也无法缓解晕车的症状。

在乘车、船、飞机前，除了注意克服对乘坐交通工具的紧张难过与恐怖不安，避免消化系统状况不佳、睡眠差与过度劳累等因素外，最常用和最有效的办法还是服用晕车药。可是，为什么有些人服了晕车药却没效果呢？原因大致可以归纳为以下3点。

（1）没有掌握用药"时间差"：晕车药的服用时间对有效控制晕车症状至关重要。不少晕车者习惯在临上车前几分钟，甚至在快要出现晕车不适症状时才开始服药。结果发现药物并不管用，晕车不可避免。研究表明，为提高药物如甲氧氯普安（胃复安）和茶苯海明（乘晕宁）的防晕效果，在上车前1小时空腹服下，可缩短药物胃排空时间，使药物尽快被吸收、发挥应有效应。如果来不及口服晕车药，可在乘车前5～10分钟去医院肌内注射10毫克甲氧氯普胺（胃复安），然后再口服50毫克茶苯那敏（晕海宁），也可取得令人满意的效果。

(2) 没有尝试其他晕车药：有的人服用晕车药后效果不好，从此不再碰晕车药。事实上不要只用一种晕车药后效果不佳，就否定所有的晕车药。不妨多尝试几次，说不定就能找到适合自己的晕车药。

(3) 没有搞清药物"禁忌证"：同其他药物一样，晕车药也有禁忌证，滥用不仅效果不好甚至可能出现严重后果。例如，晕海宁宜与食物或牛奶同服以减轻该药对胃的刺激，孕妇慎用，该药不宜与耳毒性药物合用。另外，对东莨菪碱贴片过敏者、青光眼、前列腺肥大者、严重心脏病、器质性幽门狭窄或麻痹性肠梗阻患者和哺乳期妇女禁用东莨菪碱贴片；老年人、儿童、孕妇慎用东莨菪碱贴片。

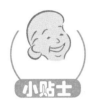

小贴士

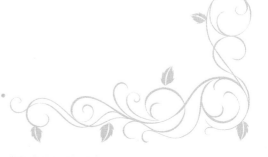

出发前嚼服一片生姜，按压穴位（内关穴、合谷穴），于肚脐上贴 1 片伤湿止痛膏，或坐在靠窗的位置多呼吸新鲜空气等，都是不错的防晕车方法。使用晕车药期间，不宜驾驶车辆及其他交通工具，不宜从事高难度、有危险的机械操作工作，不宜饮酒。晕车药不宜长期服用。

三、生活篇

35. 为什么家里的药物也要合理正确储存？

方老先生喉咙发炎，服用了家里存放的阿莫西林胶囊，炎症不仅没有消除，反而加重了。自行服药无效后，方先生前往医院就诊，医生分析可能是方先生家的阿莫西林胶囊失效了。明明还在保质期的药物怎么就失效了？其实，药物在夏天也需要防暑降温，否则容易失效，特别是阿莫西林这种抗生素类药物要保存在20℃以下的阴凉环境中。方先生家的药箱放在客厅，避光没有问题，但客厅平常气温至少在25℃以上。

日常生活中难免会有些小病小痛，家里储备一些常用药品是很多家庭的习惯。但是药物的存放可能就是一个问题，药品的储存条件都有一定要求。如保管不当、误服失效药品会产生不良后果。就像上述案例中所说，虽然药物没有过保质期，但是由于不合理的存放方式导致药物提前失效。如果自己不慎误服失效药物，轻则无效，重则可能导致中毒，对此，广大老年朋友要引起足够重视。

在药物的储存过程中，主要是药物的内在因素和外界环境因素影响药物储存效果。

（1）不同的药物要求不同的储存条件。自行购买药物时，要仔细阅读药品说明书，说明书中一般会说明药物的储存条件。其中最容易混淆的就是储存的温度条件：阴凉处一般是指不超过20℃的环境，阴暗处指避光且不能超过20℃的环境，冷处一般指2～10℃的环境。

（2）平时常用的剂型药物易变质的有片剂、糖浆、水剂、胶囊、软膏、栓剂等。片剂中含淀粉等辅料，在相对湿度较大的环境中容易吸潮变质，产生粘连、霉变、膨胀等现象。片剂的保管主要是注意防潮,糖衣片最好储存于阴凉处。其次是避光,指用不透光的容器包装药物,因为片剂中有些有效成分见光易分解。糖浆剂因含丰富的糖分,很容易受到细菌的污染而霉变,同时也很容易受光照、温度的影响,注意阴凉处保存。胶囊剂的保存与片剂类似,也是容易受潮而变色或外形改变,在储存的过程中注意控制温度和相对湿度。软膏剂在冬季时要注意防冻,一般常温储存即可,还要防止重压,以免锡管变形。

(3) 家中储存的药物量不宜太多,这样能从源头上减少过期药品的发生,避免不必要的浪费和危害。

有些药品过期后难以用肉眼分辨,在服用家里储存时间较长的药物时一定要注意仔细阅读药品说明书,有问题最好咨询医生或药师,不要私自服用非医嘱药物。一些老年患者习惯储存慢性病用药,并把相同的药外包装去掉,认为服用时方便,这样做并不妥。正确的做法应该是每次取药后,检查药品的有效期,做到近有效期的先服用,并经常查看药品是否超过有效期或变质失效,定期淘汰过期药品。

小贴士

家庭小药箱要放在相对固定且儿童不易拿到的地方,并将内服药与外用药分开存放。外用的栓剂若储存不当软化了,在冰箱中冷藏后就可使用。外用的酊水油膏应密闭保存,避免液体挥发、药品失效。需冰箱冷藏的药品(如常用的各种规格的胰岛素注射液)一定要注意储存温度,绝对不能冷冻,冷冻可导致蛋白质变性使药品失效。

王大爷平时容易便秘,医生给他开了酚酞片(果导片)。服药虽然不便秘了,却发现了"血尿"。王大爷以为这种治疗便秘的药物给肾脏造成损害。到医院检查才知道这是由于药物引起的尿液变色。

正常人的新鲜尿液为淡黄色,其颜色的深浅随饮水的多少而有所改变。服用某些药物时可使尿液的色泽发生变化,这是由于药物本身的颜色代谢后,以原形或代谢产物的形式经肾脏排泄后通过小便排出体外,小便被染上了颜色,这属于正常现象。由于正常服用药物而导致的尿液变色,并且身体没有异常感觉,一般停药 1~2 天后就会自然恢复,不必担心。

上述案例的王大爷可谓虚惊一场。有些患者可能与王大爷一样,服药后发现自己的尿液变色,便妄加揣测,其实有很多药物都可以使尿液变色。

(1) 呋喃唑酮、呋喃妥因、磺胺类、蒽醌类、氯喹、番泻叶等均可使尿液变成深黄色或棕色。

(2) 胡萝卜素、氯喹、呋喃唑酮(痢特灵)、小檗碱(黄连素)、复合维生素 B、四环素、维生素 B_2、磺胺嘧啶、大黄、复方大黄片等可使尿液呈黄色或橙黄色。

(3) 如果患者长期服用治疗慢性便秘的果导片能使小便变成红色或粉红色;服抗癫痫药苯妥英钠、抗精神病药氯丙嗪等也会使小便变红;利福平、奋乃静、氟奋乃静、水杨酸等均可使尿液变成红色。

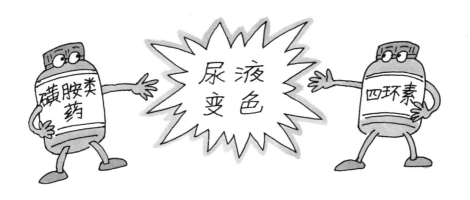

三、生活篇

(4) 有些人在服用了利尿药氨苯蝶啶后会使尿液产生闪闪的淡蓝色荧光，就像无数飞舞的萤火虫一样。使用阿米替林、亚甲蓝，尿液会变成蓝绿色。如果长期大量使用吲哚美辛（消炎痛），会损害肝脏，引起绿胆素血症，尿液呈绿色。

(5) 还有些药物会使尿液变成暗黑色。使用了高价铁制剂（如亚铁盐、山梨醇铁等）及治疗帕金森病常用的左旋多巴、抗疟药奎宁、抗厌氧菌药甲硝唑等药物后，尿液可能呈现暗黑色。

小贴士

　　如果用药后尿液颜色发生变化，并伴有身体的不适症状，应立即到医院就诊。有些需要长期服用的药物，在服用几个月甚至一两年后，如果尿液发生变色，可能是因为药物损害了肝肾功能引起的，如急性或慢性肾衰竭，尿液可能变黄，此时应该引起足够重视，咨询医生，权衡利弊，谨遵医嘱用药。

37. 为什么服药前要仔细阅读药品说明书？

王先生 62 岁了，患有室性早搏，常年服用某种抗心律失常药，对控制室性早搏具有较好的效果。最近一段时间，王先生隐隐约约感到肝区疼痛，到医院检查后发现肝功能严重损害。王先生早年曾经患过乙型肝炎，治愈后肝功能情况一直良好。医生认为，王先生的肝功能损害与其所服用的抗心律失常药有关，因为药品说明书的注意事项上写有"肝或肾功能不全者应慎用"。

调查显示，只有不到两成的中老年居民按照药品说明书用药。显然大部分中老年人没有意识到药品说明书的重要性，或者是阅读药品说明书存在一定的困难。

服药前不认真阅读药品说明书，很可能造成重复用药或用错药物。药品说明书是药物这一特殊商品的重要组成部分，是指导正确使用药品的依据。

特别是一些患有慢性病的老人，由于长期服用某种药物，如高血压患者、高血脂患者，他们认为自己"久病成良医"，去医院看病时也喜欢要求或指挥医生开药，回到家在服用药物时也不严格遵照医嘱。还有些中老年患者习惯按照以前看病的医生医嘱服药，或者按照以往习惯用药。有时候听邻居或亲戚朋友说什么药物效果好，就私自联合使用药品或者是随意加减药品剂量，稍有好转就停药或频繁更换药品，长期应用药品不当，必定会造成严重后果。

无论是处方药还是非处方药，服用前都应该先看明白药品说明书。处方药虽然是在医生指导下使用的,但医生有时因事务繁忙等原因,对药品的解释并不很全面、很清楚。所以,在遵医嘱的同时,应该认真阅读药品说明书。

还有一些人在患感冒这种小病后,到药店买回很多非处方药,不看药品说明书随意联用药物,药物很多成分重复而造成服用的某些药物成分过量,对肝肾功能也会造成一定损害。

不论是自己去药店买的非处方药,还是从医院买回的处方药,都要仔细阅读药品说明书,弄清楚药物的用法用量、不良反应、禁忌证、注意事项等,不懂的要多向医生或者药师请教,以防服用的药物给自己的健康带来本可以预防避免的安全隐患。

小贴士

药品说明书是帮助患者认识和了解药品的良好途径。药品说明书一般详细介绍药物的用量、用法、禁忌证、不良反应、注意事项等。一些人在服药前不看或看不懂药品说明书,这给安全用药带来隐患。有的药品说明书内容太"丰富",字印得密密麻麻,还有的说明书写得太专业,消费者难以阅读明白。因此,要呼吁药厂把药品说明书写得亲民一些,更易为大众理解与接受。

三、生活篇

38. 为什么漏服药物后不能随意补服？

林婆婆73岁，患有糖尿病和高血压。老人家记忆力明显减退，经常丢三落四，连按时吃药也成了问题。若觉察到老妈漏服了药，儿子有时会马上让她补服。有时考虑间隔时间太短，干脆就让她在下一次服用两倍的量。儿子一直很纠结，事后补服或加倍服用，药量是保证了，但母亲的血压或血糖不时有波动。他知道长期这样对母亲的病情控制很不利，但这个问题该怎么解决呢？

患有高血压、糖尿病等慢性病的老人，年纪大时转头就忘记自己是不是已经吃过药。特别是空巢老人，子女不在身边无法时时提醒按时服药，这让老人不知如何是好。

是否需要补服漏吃的药物，需要根据具体情况而定。一般来说，一天服1次的药物，当天记起应马上补服。至于一天服2～3次的药物，漏服药物如果是在2次用药时间间隔一半以内，可以按量补服，下次服药再按原时间间隔；如果漏服药物时间超过用药时间间隔的一半以上，一般不需要再补服，下次按原间隔时间用药。特殊药物须遵医嘱或药品说明书。

降压药、抗生素类药物等漏服最好及时补服，服药时一定要科学掌握间隔时间按时服药，不要有"忙时不服、闲时补服"的心理。

（1）长效降压药：一般每日1次，当日发现漏服，可立即补服，次日发现漏服，则不必补服。短效降压药：一般每日3～4次，如果漏服，应立即补服，并适当推迟下次服药的时间。建议有条件者，在补服前最好先测量一下血压或咨询医生。

（2）降血脂药物：如果漏服一般不需再补服，下次按原间隔时间用药。

（3）抗甲状腺药物：漏服1次一般不影响效果，所以不需要补服，下次仍按原间隔时间用药，但不可长期漏服。

（4）抗生素类药物：青霉素类或头孢菌素类药物一旦漏服，应立即补服，下次服药时间可适当向后延长。喹诺酮类药物如果漏服，可在下一次加倍补服。

（5）激素类药物：如糖皮质激素药物，如果按每日1次服药，在当日发现漏服后，应立即补服，次日发现则不必补服。如果按每日2～3次服药，在发现漏服后，应立即按量补服。如果在下次服药时才发现漏服，则此次应服加倍剂量，此后仍按原来规定时间服药。

（6）泻药：超过服药时间2小时后，则不要加服，下次按时吃药即可。

（7）维生素、补钙剂、氨基酸等药物及中药：如果漏服，一般不建议补服。

（8）降糖药：补服情况根据药物不同而有所不同。①降血糖药中的磺脲类药物：一般要求患者在早餐前半小时服用，每日1次，这类药物因服用次数少，漏服的可能性相对低一些。如果在早餐前漏服，但能在中午吃饭前想起的话，就可以按照原来的剂量补服，但如果过了午餐才想起，那么就要视情况半量补服。②餐时血糖调节剂（如瑞格列奈和那格列奈等）：需在餐时吃，如果刚吃完饭就想起来未服药，可立即补服。如果快到下一顿吃饭时间，则先测量餐前血糖，如血糖升高不明显，就无需补服，如果血糖升高明显，则应适当增加餐前用药剂量或适当减少这一餐的进食量，以使血糖尽快恢复到正常范围内，减少漏服的影响。③阿卡波糖和伏格列波糖类降糖药：其作用机制是延缓肠道中碳

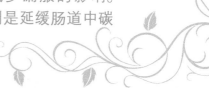

水化合物的吸收,如果在餐中或刚吃完饭想起漏服,可马上补服;但如果是吃过饭之后再补服,由于缺乏作用底物,药物的降糖作用也打了折扣。④二甲双胍等降糖药:这类药不增加胰岛素的分泌,单药应用一般不会出现低血糖。如果二甲双胍的用量较小,漏服后可通过加大活动量的方式来降低血糖,或联合用药者在明确血糖水平升高后再补服。如果已到下一次服药时间,则无需再补服。

小贴士

以下3招,可有效提醒老年朋友按时服药。

(1) 使用分药盒:需长期服药的患者可使用分药盒。分药盒有7个格,分别为星期一至星期日,每格含有3个小格,分别对应早、中、晚,每个小格可盛放一次服药的剂量。如果记不清是否漏服药,看看小格里的药是否还在就一目了然。

(2) 制作简易的用药台历:把药名、服药时间、次数都备注在台历上。每服药1次,就在相应的位置上打一个勾。台历最好放在每天都能经过的地方,如床头柜、客厅茶几等,时时提醒自己服药。

(3) 用手机备忘录或闹钟提醒:提前把服药时间、剂量等输入手机备忘录中,提醒自己吃药。铃声最好是响亮的音乐再加振动,也可以设定闹钟来提醒下一次吃药时间。

四、预防篇

39. 为什么过期药的危害不仅仅是失效？

近日,刘大妈居住的小区药店搞活动,呼吁居民不要随意丢弃过期药,而应送到药店专设的药品回收箱,最后由药监部门统一销毁。回到家里,刘大妈就开始忙起来。她把家里的药匣找出来,里面有十几年前的六味地黄丸,也有霉变的止咳糖浆,这些肯定得清理。但是,面对外观和气味都没有改变、刚过期1个月的阿莫西林胶囊和刚过期1周的祛痰片,刘大妈有些舍不得,就又将它们放回药匣。

刘大妈的这种做法是不对的。药品过期后,若出现颜色改变、霉斑、气味异常、粉剂结块、膏液渗出等,人们很容易识别,自然会丢弃。许多人认为外观和气味无改变的过期药没有不良反应,还可以服用,可能仅有剂量的少量丢失,只要使用时适当增加剂量就可以了。事实并非如此。药品一旦过期,首先说明药物剂量下降,疗效降低。此外,过期药可能发生质变,导致不良反应和毒性也相应增加。此时,如果加大剂量使用,不但达不到疗效,对人体的危害也难以估量。按照《中华人民共和国药品管理法》的规定,超过有效期的过期药被列为"劣药",不能再继续使用。

那么,如何处理过期药呢?

(1) 不能随意丢弃过期药。不少居民对过期药的环境危害和再利用的健康危害认识不足。不少家庭习惯将过期的药片、药水、针剂及外用药膏往垃圾箱中一扔了事。这些药物与水、土壤或其他化学物质接触后,容易发生化学反应,产生一些已知或难以预知的有害物质,污染土壤、水,甚至危及人类健康。

(2) 有的居民将药品交给走街串巷的药贩子回收,这样极会使过期药被变卖到患者手中,造成极大危害。

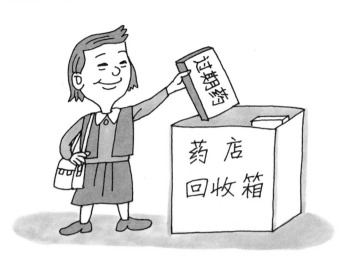

(3) 正确的做法是将家中清理出来的过期药交给设在小区的药品回收点，或离家较近的药店回收箱，由这些机构将过期药集中后交药监部门集中销毁。

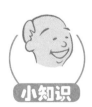

小知识

若无回收点，暂时可在家中操作处理的办法有：将药片剥离出铝箔，倒出药瓶，碾碎处理；胶囊等应在水中泡软后，倒出上层水，收集下层；粉剂、散剂或冲剂，可从破坏后的包装中倾出，切记要破坏原包装后再收集处理；溶液剂可用水稀释后，倒入马桶中冲掉。此外，药瓶也要正确处理。塑料药瓶要用尖锐品刺破，使其不能再被利用。玻璃瓶应撕去标签后用水清洗，分离瓶盖后，作为玻璃瓶回收。

40. 为什么拔牙最好停用抗凝药？

半年前邹先生因冠心病做了心脏支架手术。术后,他一直在医生指导下服用阿司匹林及氯吡格雷。最近,邹先生牙痛得厉害,吃了消炎药也不见好转,医生遂建议他拔掉坏牙,拔牙前停用抗凝药3天。为此,邹先生有些担心,生怕停药会增加心脏栓塞的危险,而继续服抗凝药,又会增加拔牙术中大量出血的风险。邹先生应该怎么办呢?

正常情况下,拔牙0.5～1小时,患者吐出用于止血的纱卷棉球后,基本上就不会有大量出血的情况。患者长期服用抗凝药时贸然拔牙,可能会因出血不止而引起患者紧张、恐慌,甚至引发不良后果。为了避免上述问题,患者拔牙前在医生指导下停用(或减用)抗凝药较为可靠。至于如何停(减)药,最好在心血管科医生指导下进行。

(1) 拔牙前:正在进行抗凝治疗的患者,最好是在心功能状态较好的情况下,停(减)用抗凝药2～3天,若原疾病允许,停药1周后拔牙最佳。同时,常规检测凝血酶原时间,若凝血酶原时间大于20秒以上,心血管科医生会考虑停(减)抗凝药,并暂缓拔牙。

(2) 拔牙中:拔牙手术中最好有心内科医生在场,以做好意外发生的抢救准备。在心电监护、血压监测下,牙科医生认真做好拔牙后创口缝合、止血(用药)和防出血(局部加压)等处理。但应注意尽量避免1次拔除2颗或2颗以上牙齿,以防拔牙创口过大而致出血过多,增加治疗难度。

(3) 拔牙后:拔牙手术后患者应留院观察,心内科医生密切观察患者,协助口腔科医生治疗。一般术后2小时以内,患者应禁食、禁水、禁止漱口,术后24小时内只宜吃冷软食物,24～48小时后若无渗血,医生方会考虑继续使用抗凝药治疗。

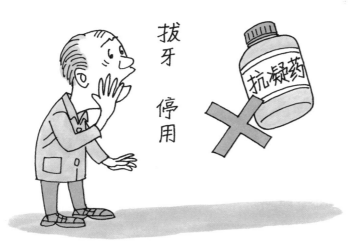

拔牙 停用

　　总之,患者在拔牙前应告知医生自己的用药史,尤其是有无长期服用抗凝血药物史,如阿司匹林(抗血小板凝聚)、广谱抗生素(抑制肠道菌丛,减少维生素 K 的产生),长期饮酒史(减少依赖肝脏合成的凝血因子),以及正在使用其他可增强抗凝作用的药物,如吲哚美辛(消炎痛)、四环素、氯霉素等。若有长期服用抗凝血药物史,最好停用抗凝药和其他一些药物,并戒酒,同时做凝血酶原时间检查,以便及时排除危险因素。

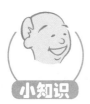

小知识

　　常用抗凝药包括:华法林、肝素钠(钙)、低分子肝素、尿激酶、链激酶、阿司匹林、噻氯匹定、氯吡格雷、双嘧达莫(潘生丁)、磺达肝癸钠、利伐沙班、达比加群、西美加群等。

41. 为什么夏天用沙星类抗菌药要当心光毒性？

暑假中，许奶奶带着小孙子一起来到海边，别提有多高兴了。没多久她便感到皮肤刺痛，还出现了几个小水疱。许奶奶有点慌了，过去在海边顶多皮肤晒红、晒黑，从没有出现过这么严重的反应。于是，她赶紧来到医院。医生检查后问她最近服用过什么药物？许奶奶说最近几天在服用环丙沙星。医生听后告诉她，皮肤上的水疱极有可能是药物的光毒性反应所致。

服用沙星类抗生素，为什么会引起光毒性反应呢？强烈的阳光能造成严重的日光性皮炎，甚至引发皮肤癌。如果这时患者正好服用沙星类抗生素，强烈的阳光就可使药物活化，从而直接破坏或杀死皮肤细胞，使那些暴露在光线下的皮肤在日晒后的几分钟或几小时内产生轻度的光毒性反应，其症状类似于日晒斑或日光性皮炎。当然，光敏反应发生的频率和严重程度因人而异，一部分患者在短暂接触光线后就可能出现水疱，但大多数人仅有轻微的甚至可能很难察觉的反应。

在临床上，沙星类抗生素导致光毒性反应的发生率为 0.1%～3%，主要表现为在光照皮肤处出现红肿、发热、瘙痒、疱疹等症状。美国临床试验发现，在 1585 名使用沙星类抗生素的患者中，有 126 名发生了光毒性反应，有的口服一次即可发生。

与普通人相比，光毒性反应更容易发生在皮肤娇嫩者、因痤疮正在使用抗生素治疗的少儿、老人、女性，以及人体免疫缺陷病、红斑狼疮、免疫功能受损的患者身上。这些人在使用沙星类抗生素时必须采取适当的防护措施，以避免光毒性反应的损害。

这些措施包括：

（1）在使用沙星类抗生素期间及停药后5日内，应避免过度接触太阳光或紫外线。如出现光毒性反应或皮肤损伤，应立即停用药物，并去皮肤科就诊，不要自作主张乱用药，以免耽误病情。

（2）已发生光毒性反应的患者，在症状未恢复及症状消失后5日内，仍不能接触太阳光或紫外光，以免再次发生光毒性反应。

（3）有光毒性反应史的患者，也要慎用沙星类眼药水。

（4）易感人群在使用沙星类抗生素或其他有光毒反应的药物期间，外出应特别注意皮肤防护，出门时可选用防晒指数为15或者更高的防晒剂。

四、预防篇

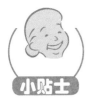

小贴士

常见的沙星类药物属于喹诺酮类抗菌药，主要有诺氟沙星、环丙沙星、氧氟沙星、左氧氟沙星、加替沙星、司帕沙星、莫西沙星、洛美沙星、爱普沙星等。除了沙星类药物之外，其他有光毒反应的药物还有氯丙嗪、呋塞米、氢氯噻嗪、氯苯那敏（扑尔敏）、苯海拉明、布洛芬、阿司匹林、格列苯脲、格列吡嗪、长春新碱，以及四环素、磺胺类、美满霉素、多西环素等抗菌药。

42. 为什么青霉素类药物注射前要先做皮肤过敏试验？

于某，男，60岁，因咳痰、周身无力前往医院就诊，医生诊断为上呼吸道感染，为其开具青霉素，嘱其静脉点滴。患者将医院的青霉素和静脉点滴液带回家里，叫本村的医生孙某为其输液。孙某见于某带回的是青霉素，他先查看了皮试结果是阴性，就很快为其进行静滴。输注15分钟后，于某出现寒战、冷汗。根据经验，孙某认为是一般的输液反应，遂为其注射了肾上腺素。5分钟后于某妻子见病情没有好转，提出"不行就去医院"，可孙某认为是肾上腺素尚未发挥疗效，提出再观察一会儿。又过了15分钟，患者仍不见好转，反而病情逐渐加重，并且出现口唇发绀、呼吸困难、四肢厥冷等症状。家属再次提出上医院，孙某表示同意。然而遗憾的是到达医院时于某已死亡。

上面是一个青霉素过敏性休克死亡的案例。青霉素是人类历史上发现的第一种抗生素，因其具有杀菌力强、毒性低的特点，临床应用广泛。但青霉素易致过敏反应，人群中有5%～6%的人对青霉素过敏，而且任何年龄、任何剂型和剂量、任何给药途径，均可发生过敏反应。

青霉素过敏反应较常见，在各种药物中居首位。严重的过敏反应为过敏性休克（Ⅰ型变态反应），发生率为0.004%～0.015%；Ⅱ型变态反应为溶血性贫血、药疹、接触性皮炎、间质性肾炎、哮喘发作等；Ⅲ型变态反应（即血清病型反应）亦较常见，发生率为1%～7%。过敏性休克不及时抢救，病死率极高。

一旦发生过敏性休克，必须就地抢救，立即给患者肌注0.1%肾上腺素0.5～1毫升，必要时以5%葡萄糖或氯化钠注射液稀释

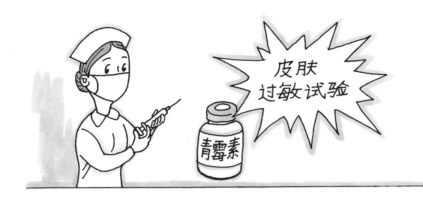

作静脉注射。临床表现无改善者,半小时后重复一次。心跳停止者,肾上腺素可作心内注射。同时静脉滴注大剂量肾上腺皮质激素,并补充血容量;血压持久不升者给予多巴胺等血管活性药。亦可考虑采用抗组胺药以减轻荨麻疹。有呼吸困难者予氧气吸入或人工呼吸,喉头水肿明显者应及时作气管切开。

小贴士

青霉素类抗生素过敏反应发生率很高,患者在服用、注射或经其他途径给予青霉素类药物时,切记先进行皮肤过敏试验(即皮试)。若皮试呈阳性,不可应用此药;即使呈阴性,在应用完此药后也要尽可能留医院密切观察一段时间,一旦出现过敏样反应,需要及时抢救。

43. 为什么口服阿莫西林也要做皮肤过敏试验？

　　72岁的范阿姨最近患上重感冒，因咽喉痛自服阿莫西林。约20分钟后，范阿姨出现大面积皮疹、全身不适、胸闷、头晕等症状，立即被家人送到医院抢救。医生诊断为青霉素类药物过敏性休克，立即给氧、用药急救，近1小时才逐步好转。范阿姨很疑惑，以前她曾多次肌注、输注青霉素类药物，均未发生过敏反应，这次仅仅口服了阿莫西林，却差点要了她的命。这是为什么呢？

　　大多数人已习惯"注射青霉素要皮试"，而对口服阿莫西林(羟氨苄青霉素，青霉素类药物的一种)需做皮试存有疑惑。

　　国家食品药品监督管理局批准的阿莫西林胶囊药品说明书中强调"青霉素过敏及青霉素皮肤试验阳性患者禁用"，而阿莫西林颗粒药品说明书也注明"青霉素过敏患者禁用"和"用前必须做青霉素钠皮肤试验，阳性反应者禁用"。

　　阿莫西林毒性较小，但口服可引发过敏性休克(0.04%)、(全身性)过敏性皮炎(即皮疹，5%左右)等严重不良反应。阿莫西林本身并不是过敏原，过敏性休克的发生率也很低。但是，阿莫西林引起的过敏反应发生快速，且病情急重，即使及时救治，仍可能出现死亡等意外。临床上，因患者未做皮试就口服阿莫西林等而导致生命危险甚至死亡的事件也时有发生。因此，口服阿莫西林前做皮试是最好的预防过敏反应的措施。

　　(1) 过敏体质的人须加倍小心。大多数人使用口服青霉素是安全的，但有些人尤其是过敏体质的人可能对青霉素类药物高度过敏,存在用药后发生过敏性休克的极大危险。

（2）警惕交叉过敏反应。对青霉素类药物存在过敏史者,应警惕对某些头孢类药物也可能存在过敏性。研究发现,10%～30%对青霉素过敏者对头孢类药物也过敏,绝大多数对头孢类药物过敏者对青霉素同样过敏。

（3）严格按药品说明书或医嘱用药。首次用阿莫西林者,建议在医院中服用,就地观察至少20分钟,无不良反应后再离开。无过敏史的成人在7日内、小儿在3日内未用青霉素者,均应重新做皮试。

（4）更换药物品种、生产厂家及批号,需重新做皮试。先前皮试过敏的,一段时间后可能不过敏;而原先不过敏者,隔些时候又可能过敏。其中的原因很复杂,有人体自身体质、免疫状况变化的原因,也有药物本身的纯度和分解产物、杂质的原因。

四、预防篇

小贴士

　　要正确冲服阿莫西林颗粒剂。冲服阿莫西林颗粒剂时,应注意控制水温,不宜太热,以不超过40℃为宜,主要是防止阿莫西林在热水中增加分解,导致过敏反应发生。

44. 为什么服用抗过敏药就会发生便秘？

范婆婆，69岁，患过敏性皮炎，医生为她开出处方马来酸氯苯那敏（扑尔敏），一次1片（4毫克），一日3次。4天后范婆婆出现排便困难，每次排便须用开塞露才行。此后，范婆婆想了各种办法便秘仍未缓解，只好去医院就诊。医生建议她停服扑尔敏，大便很快通畅。7天后，范婆婆皮肤再次出现瘙痒等过敏性皮炎症状，无奈只能继续服药。4天后，又出现便秘，她便自行停服扑尔敏，便秘消失。为什么服用抗过敏药就会出现便秘呢？

临床医生告诉我们，抗组胺药物（如苯海拉明、扑尔敏、赛庚啶等）作为组胺 H_1 受体拮抗剂，能对抗过敏反应（组胺）所致的毛细血管扩张，降低毛细血管通透性，治疗皮肤过敏症。抗组胺药物还具有抗胆碱能作用，不仅可以抑制口、眼、鼻腔黏膜腺体的分泌，缓解鼻炎症状，还将抑制胃肠道和泌尿道的平滑肌收缩，造成"平滑肌无力"，可能引起排尿困难和便秘。这在老年人和伴有长期便秘及前列腺增生的患者中更容易发生。

因此，这些患者需要服用抗过敏药物时，应尽量避开上述抗过敏药，以避免便秘的发生。他们可使用选择性较强的新型抗组胺药物，如氯雷他定片（开瑞坦、克敏能）、盐酸西替利嗪片（仙特明）等，一般能较好地避免便秘发生。

需要强调的是，服药引起的便秘（即药源性便秘）常具较强的隐蔽性，容易被人忽视。如果患者未能及时发现，继续服用药物，不仅会加重便秘，还会引发各种并发症。经常服用多种药物的慢性病患者若发生便秘，需警惕药源性便秘的可能。

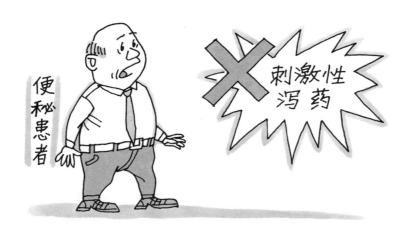

　　除了苯海拉明、氯苯那敏(扑尔敏)、赛庚啶等部分抗组胺药可引起药源性便秘外,还有安眠药、抗抑郁药、抗癫痫药、抗惊厥药、抗帕金森病的药物、非类固醇消炎镇痛药、麻醉剂、阿片、吗啡类药、单胺氧化酶抑制剂、阿托品、东莨菪碱、硝苯地平(心痛定)、纳多洛尔、呋塞米(速尿)、螺内酯(安体舒通)、氢氧化铝、碳酸钙、含可待因的镇咳剂,以及含蒽醌类的大黄、番泻叶、芦荟、决明子等中草药。

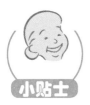

小贴士

　　需要特别说明的是,含蒽醌类物质的决明子、大黄、番泻叶、芦荟等刺激性泻药,长期使用可能造成结肠黑变病,损害结肠平滑肌系统,使结肠对肠内容物刺激反应性降低,动力减弱,从而形成泻药依赖性便秘。因此,患者不能滥用刺激性泻药。

45. 为什么有些药物可能诱发或加重哮喘？

张某,56 岁,有哮喘病史。因头痛、发热主症到诊所治疗,村医开阿司匹林片 6 片,每次 2 片,分 3 次服用。张某回家后用开水服用了 2 片阿司匹林。半小时后突发呼吸困难,送医院抢救无效死亡。

哮喘是一种呼吸道疾病。每逢冬春季节,一些过敏体质的人最易罹患此病,一般是因上呼吸道感染,或吸入花粉、动物毛、霉菌孢子,以及尘螨的分泌物、排泄物,或食用鱼、虾、蟹、牛奶、鸡蛋等异质蛋白。

近年研究发现,某些药物也会导致或加重哮喘发作。所有由药物导致的哮喘发作统称药物性哮喘。包括哮喘病患者由于应用某些药物诱发哮喘或使哮喘发作加剧,以及无哮喘病史的患者因使用某些药物后引起的哮喘。其中,以阿司匹林类药物诱发的哮喘最为常见,也最为典型。上述案例中便是阿司匹林引起的哮喘。

药物性哮喘的共同特征是哮喘发病前有明确的用药史,哮喘的发作或加剧与用药有明确的时间关系,停药后经过积极治疗哮喘症状可有不同程度的缓解或自行缓解,再次使用该类药物后又可再次诱发哮喘。

生活中可能用到的加重或诱发哮喘的药物有以下 6 类。

(1) 以阿司匹林为代表的解热镇痛药。阿司匹林可用于各种退热、镇痛治疗,很多中老年患者还可使用小剂量阿司匹林预防血栓。但是,阿司匹林可能导致严重的哮喘发作,对于既往有阿司匹林过敏史的哮喘患者,一定要禁用此药。与此类似,也要慎用氨基比林、安乃近、保泰松、非那西汀、布洛芬、双氯芬酸及含此类成分的感冒药。

（2）以普萘洛尔（心得安）、阿普洛尔（心得舒）等为代表的心血管药物。这些药物可使支气管平滑肌收缩，呼吸道阻力增加而诱发哮喘或加重哮喘病情，应用含有心得安或噻吗洛尔（噻吗心安）的滴眼液也可诱发哮喘，哮喘患者或患有喘息型支气管炎及阻塞性肺气肿等病的人严禁使用上述药物。

（3）以利血平等为代表的降压药。它们也有可能诱发或加重哮喘。

（4）以青霉素为代表的抗生素，如链霉素、疫苗等。这类药物均属于抗原或半抗原，当进入人体后即与相应的抗体结合，促使肥大细胞或嗜碱性粒细胞脱颗粒，并释放组胺或慢反应物质等，造成支气管平滑肌强烈而持久地收缩，以致发生哮喘。

（5）如呋塞米（速尿）、依他尼酸（利尿酸）等一些利尿剂。若长期应用这类药物，可使痰液黏稠度增加而致排痰障碍，哮喘患者慎用。

（6）新斯的明等抗胆碱酯酶药物。这一类药物能诱发和加重哮喘。

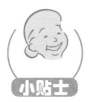

小贴士

哮喘患者和曾经有过因服用药物诱发哮喘病史的人，尽可能不用会诱发哮喘的药物。平时要注意保持心态平和。应避免剧烈运动、精神紧张、过度兴奋、强烈情绪刺激，这些都会加重或者诱发哮喘。

46. 为什么肝脏和肾脏易受药物损害？

吴老先生 63 岁,患腰椎骨质增生。自 2007 年至 2008 年底,他先后自行服用了壮骨粉、增生平和壮骨关节丸。一段时间后吴先生出现乏力,食欲不振,尿黄,皮肤瘙痒,大便灰白。医生检查发现,他的皮肤和巩膜黄染,皮肤有抓痕,肝功能检查指标升高,经肝穿刺证实为肝内胆汁淤积。停药、对症治疗 5 周后,吴先生恢复良好。

田女士,56 岁,每年体检尿常规都正常。她于 2011 年开始服用抗人类免疫缺陷病毒(HIV)药物齐多夫定、拉米夫定和依非韦伦,从未间断。2013 年 12 月体检尿常规蛋白质"＋0.1",再查肾损 6 项,其中尿 α_1 微球蛋白"30",比"参考值小于 12"高出不少。医生认为田女士轻微肾损伤。

上述药源性肝病和肾损伤案例,在长期用药的中老年患者中并不少见。这是为什么呢?

肝脏是药物的主要代谢器官,绝大部分药物都要经过肝脏相关酶的代谢分解处理,因而肝脏最易遭受药物损害。滥用药物、长期或大剂量服用药物、同时服用 4～5 种以上药物、同时使用两种以上对肝有毒性的药物,均大大增加肝脏负担,影响肝功能,致肝脏损害。

肾脏是药物的主要排泄器官,不少药物及其代谢物都必须经过肾脏排泄,肾脏也很容易遭受药物损害。如果肾功能不好,排泄不正常,服用的药物不易排出,容易引起蓄积,就会进一步损害肾脏。

怎样可以避免药物引起的肝病和肾损害呢？

（1）用药前确认自己是否有肝功能不全或肾功能不全问题。如果确认有肝脏或肾脏方面的疾病，用药就要十分谨慎，尽量选用对肝脏或肾脏无害或少害的药物。

（2）用药时要密切观察身体变化，定期检查肝功能或肾功能。一旦发现异常，就应马上停用药物，积极治疗，避免进一步损害。

（3）建议没有特殊治疗需要的人，不要长期、大量服用药物或保健品，以最大限度地保护肝脏或肾脏，减少或避免药物对人体造成的损害。确需用药的人，应遵照医嘱用药，定期随访，个体化地调整用药，及时发现用药问题，防患于未然。

四、预防篇

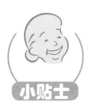

小贴士

　　做好用药观察。用药时患者要提高警惕，一旦发现恶心、呕吐、胃口变差、尿黄、皮肤黄染等症状，应及时停药就医，最大限度地减轻肝损害，保障自身安全。用药过程中，如果发现疲乏、腰痛、水肿、蛋白尿、血尿、尿量明显减少或增加，要警惕药源性肾病的可能，应尽快停药就诊，以免延误治疗。

47. 为什么有些药物会引起戒酒硫样反应？

65岁的老王自称海量，每天都离不开酒。几天前，老王因牙疼服用了几片甲硝唑和头孢拉定。随后，他就约朋友一聚。酒过三巡，平时喝酒从不脸红的王某忽然感觉脸红耳热，头也开始晕起来，朋友们劝他少喝些，要面子的老王不甘示弱，又与朋友干了好几杯。后来，老王便觉得胸闷、恶心、呼吸困难，一会儿便趴在桌上不动了，几个朋友吓得赶紧把他送到医院抢救。

为什么会出现这样的情况呢？原来是甲硝唑等药物能抑制体内乙醛脱氢酶，使进入人体的酒精在体内不能充分氧化，导致乙醛蓄积而引起中毒。患者表现为面色潮红、出汗、心悸、呼吸困难、脉快、血压下降、恶心、呕吐、昏睡等一系列症状。严重者若救治不及时，便会危及生命。

小知识

引起戒酒硫样反应的药物列表

反应程度	药　物
临床反应显著	头孢孟多、头孢替坦、头孢甲肟、头孢哌酮、拉氧头孢、氯磺丙脲、甲磺丁脲(D860)、丙卡巴肼
很可能有反应	灰黄霉素(单剂量)、甲硝唑
可能有反应	氯霉素、磺胺类、呋喃唑酮、呋喃妥因、水合氯醛、副醛、米帕林、酚妥拉明/妥拉唑林

上述中毒反应就是戒酒硫样反应,又称双硫仑样反应。它是体内乙醛蓄积中毒的一种表现,常发生于服用了上述药物且同时饮酒者。戒酒硫样反应的持续时间 0.5～1 小时,其严重程度与用药剂量和饮酒量成正比。如果是不会饮酒者,反应可能更为严重。

如何避免戒酒硫样反应的发生呢?

(1) 在服用甲硝唑等上述药物期间应严禁饮酒,也应避免使用含乙醇的注射液,还应避免使用含乙醇的药物(如酊剂)和食品(如调味剂、发酵的食醋),否则会出现隐匿性戒酒硫样反应。

(2) 服用药物时,尽量不要同时食用螺、蚌、蟹、鳖、海带、海蜇、咸鱼、荠菜、花生米、核桃仁、葵花籽、豆制品和乳制品等食物。这些食物中含有的钙、铁、磷等元素,会与甲硝唑等药物结合,形成一种既难溶解又难吸收的复合物,从而降低药效。

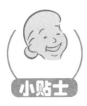

小贴士

如果出现严重的戒酒硫样反应,医生会给予患者大剂量维生素 C,使用抗组织胺类(如苯海拉明、非那根等)药物,并采用吸氧、输抗休克,纠正水、电解质紊乱等治疗措施。

初春乍暖还寒，方先生感冒了，喷嚏不止，头昏沉沉的。家中有以前吃剩的新康泰克（复方盐酸伪麻黄碱缓释胶囊），于是他前晚吃了1粒，当天早、中、晚又各服1粒。感冒似乎没有好转，他又不假思索地吃起泰诺感冒片。

感冒药的超量使用和多药混用现象非常常见。不少人感冒了，不去医院诊治，也不去药店咨询药师，家里备用的，上次用剩的，朋友推荐赠送的各类感冒药信手拈来。手边有啥就吃啥，加上不按时用药，吃了两三次后觉得效果不佳，就自行加量，或加用两三种其他感冒药，有的甚至同时吃四五种感冒药，希望增加药效，以求感冒可以快些好。

之所以出现这种现象，除了患者对感冒这一疾病缺乏基本认识之外，还因为感冒药的品种繁多，让人眼花缭乱。除了中成药外，常用的西药品种就有数十种之多。如泰诺感冒片、白加黑片、日夜百服宁、新帕尔克、新康泰克、速效感冒胶囊、感冒通片、感康片等。面对如此多的感冒药物，患者容易产生这样的想法："我也不知哪种感冒药对我起效，吃它几种，总有一种对我有效吧！这样可以万无一失！"

专家指出，这种以身试药、多药同吃的做法不可取，感冒用药不是"多多益善"，而是宜"少而精"。用一种药物有效时，就不必用两种药物。如果用药种类多而杂，危害也多而深。

一方面，常用感冒药的药物成分基本类似，主要以解热镇痛药（如对乙酰氨基酚）和抗组胺药（如氯苯那敏）为主，有的加有抗

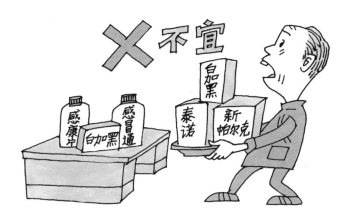

病毒药,有的加有减轻鼻黏膜充血药(如伪麻黄碱类药物)。多种感冒药同时使用,容易造成解热镇痛药和抗组胺药的过量,轻者出现不良反应,重者可能中毒,甚至危及生命。如果对乙酰氨基酚(扑热息痛)过量,24 小时内超过 2~4 克,极易引起肝损害。

另一方面,多种感冒药合用,也增加了与其他药物或食物之间发生相互作用的概率,间接增加不良反应发生的可能。

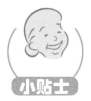

小贴士

老年患者常一身数病,经常多种药物同时合用。其实,药物不良反应发生率随用药品种的增多而迅猛增加。统计发现,5 种药物同用的不良反应发生率为 18.6%,而 6 种以上同用时不良反应发生率可增至 81.4%。

49. 为什么美味的柚子不能与某些药物同服?

林女士,73岁,平时爱吃柚子,也常喝柚子汁。由于血脂高,她正在服用辛伐他汀。一天她正在小区遛狗,突然觉得心慌、头晕、恶心,脚下发软,一下就倒在地上。邻居们及时将她送往医院抢救,最终没有酿成悲剧。问明整个事情的来龙去脉,医生肯定地告诉林阿姨,是她吃完药后又吃柚子,结果导致药物中毒。

柚子、柚子汁中含有的活性成分能破坏许多药物的正常代谢,使血中药物浓度增高,进而引起多种不良反应,导致头昏、恶心、心悸、心动过速、倦怠乏力、血压降低、脑卒中及心脏病发作等。

临床观察表明,高脂血症患者用一杯柚子汁吞服一片洛伐他汀,结果相当于用一杯水吞服 12～15 片洛伐他汀,患者极易发生中毒,出现肌肉痛,甚至引发横纹肌溶解或肾脏疾病。一些患者在服用抗过敏药特非那定期间,若吃了柚子或饮了柚子汁,轻则出现头昏、心悸、心律失常、心室纤维颤动等,严重的可导致猝死。

除了洛伐他汀和特非那定外,还有哪些药物与柚子、柚子汁之间存在相互作用呢? 根据其相互作用程度的不同,可分为 3 类。

(1) 服用的药物与柚子、柚子汁相互作用显著,这时必须停吃柚子或停饮柚子汁,或在医生指导下改换相互作用小的药物。尤其是老年人,因为体弱多病,抵抗力较差,加之所用药物种类较多,服用这些药物期间应加倍小心,暂停吃柚子或饮柚子汁,以防不测。

(2) 服用的药物与柚子、柚子汁相互作用中等,这时最好去医院咨询医生或药师,以了解所用药物是否安全或是否需要换用其他药物。

(3) 服用的药物与柚子、柚子汁相互作用小或可忽略,此时不必停吃柚子或停饮柚子汁,但应关心药物的其他不良反应。

总之,患者在服用任何药物前,都应仔细阅读药品说明书,尤其不能忽视介绍相互作用及其后果的专项内容。

四、预防篇

小知识

与柚子或柚子汁有相互作用的药物列表			
受影响的药物类别	显著	中等	小或可忽略
钙通道阻滞剂		非洛地平、尼卡地平、硝苯地平、尼莫地平、尼索地平、依拉地平	氨氯地平、地尔硫䓬、维拉帕米
他汀降血脂类药	洛伐他汀、辛伐他汀	阿托伐他汀、西立伐他汀	氟伐他汀、普伐他汀
免疫抑制剂		环孢素、他克莫司、西罗莫司	
镇静催眠药和抗焦虑药	丁螺环酮	三唑仑、咪达唑仑、地西泮(安定)	阿普唑仑、氯硝西泮、唑吡坦、替马西泮、劳拉西泮
其他精神类药物		卡马西平、曲唑酮、奈法唑酮、喹硫平	氯氮平、氟哌啶醇等选择性 5-羟色胺再摄取抑制剂

图书在版编目(CIP)数据

安全用药/李中东编著;上海科普教育促进中心组编.—上海:复旦大学出版社:
上海科学技术出版社:上海科学普及出版社,2015.10
(十万个为什么:老年版)
ISBN 978-7-309-11841-4

Ⅰ.安… Ⅱ.①李…②上… Ⅲ.用药法-中老年读物 Ⅳ.R452-49

中国版本图书馆 CIP 数据核字(2015)第 228993 号

安全用药
李中东 编著
责任编辑/梁 玲

复旦大学出版社有限公司出版发行
上海市国权路 579 号 邮编:200433
网址:fupnet@ fudanpress.com http://www.fudanpress.com
门市零售:86-21-65642857 团体订购:86-21-65118853
外埠邮购:86-21-65109143
浙江新华数码印务有限公司

开本 889×1194 1/24 印张 4.75 字数 79 千
2015 年 10 月第 1 版第 1 次印刷

ISBN 978-7-309-11841-4/R·1509
定价:15.00 元